O olhar médico

Dados Internacionais de Catalogação na Publicação (CIP)
(Câmara Brasileira do Livro, SP, Brasil)

Scliar, Moacyr, 1937-
O olhar médico : crônicas de medicina e saúde / Moacyr Scliar. — São Paulo : Ágora, 2005.

ISBN 85-7183-012-6

1. Crônicas brasileiras 2. Medicina 3. Saúde I. Título.

05-5261 CDD-869.93

Índice para catálogo sistemático:

1. Crônicas : Literatura brasileira 869.93

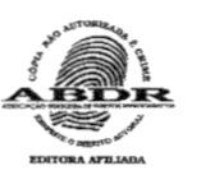

O olhar médico

CRÔNICAS DE MEDICINA E SAÚDE

Moacyr Scliar

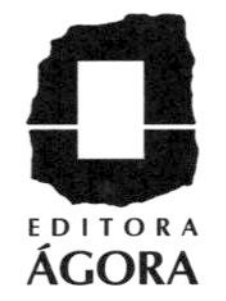

EDITORA
ÁGORA

O OLHAR MÉDICO
Crônicas de medicina e saúde

Assistência editorial: **Soraia Bini Cury**
Assistência de produção: **Claudia Agnelli**
Capa: **Raul Loureiro**
Imagem da capa: **Chemist's cabinet (fotografia), English School (século XIX) © Museum of London, Reino Unido – www.bridgeman.co.uk**
Projeto gráfico e diagramação: **Acqua Estúdio Gráfico**
Fotolitos: **Join Bureau**
Impressão: **Sumago Gráfica Editorial Ltda.**

1ª reimpressão

As crônicas que compõem este livro
foram publicadas originalmente
no jornal *Zero Hora* (Porto Alegre - RS)
entre 2002 e 2005.

Editora Ágora
Departamento editorial:
Rua Itapicuru, 613 – 7º andar
05006-000 – São Paulo – SP
Fone: (11) 3872-3322
Fax: (11) 3872-7476
http://www.editoraagora.com.br
e-mail: agora@editoraagora.com.br

Atendimento ao consumidor:
Summus Editorial
Fone: (11) 3865-9890

Vendas por atacado:
Fone: (11) 3873-8638
Fax: (11) 3873-7085
e-mail: vendas@summus.com.br

Impresso no Brasil

Sumário

Médicos e medicina

O BOM MÉDICO

O bom médico é aquele que refaz, mesmo sem o saber, a trajetória da medicina através dos tempos. Como Hipócrates (460-377 a.C.), sabe que a vida é curta, mas a arte é longa; sabe que a ocasião é fugidia, a experiência, enganadora, o julgamento, difícil. Em suma: sabe que doença representa um extraordinário desafio tanto em termos de conhecimento quanto de equilíbrio emocional. Mas também sabe, como Hipócrates, que é preciso enfrentar o desafio com os meios que estão a seu alcance. E a isso não se recusa.

O bom médico sabe, como o francês Ambroise Paré (1510-1590), que curar é mais do que intervir; curar, como diz a origem latina da palavra, significa cuidar. Notável cirurgião, Paré revolucionou o tratamento dos feridos de guerra. Até então os médicos limitavam-se a amputar pernas e braços, cauterizando os cotos com óleo fervente – o que resultava numa elevadíssima mortalidade. Que Paré diminuiu drasticamente simplesmente pelo uso de compressas úmidas nos ferimentos, o que reduzia a possibilidade de infecção.

O bom médico sabe, como o inglês Thomas Sydenham (1624-1689), que a enfermidade tem certa lógica; segue aquilo que se pode chamar de uma história natural, que aos poucos, e seguindo um trajeto mais ou menos previsível, transporta a pessoa para outra realidade, a realidade da doença. Mas é exatamente esta trajetória que permite o estabelecimento de uma estratégia: prevenir a doença no sadio, diagnosticá-la precocemente no já enfermo, promover o seu tratamento quando se manifesta.

O bom médico sabe, como o alemão Rudolf Virchow (1821-1902), que a doença deve ser procurada não apenas no que é visível, mas também ali onde os olhos não enxergam. Ele sabe que é preciso recorrer ao microscópio (e à radiologia, à endoscopia e a tantos outros métodos) que ampliam e complementam a capacidade de exploração do médico. Ampliam e complementam, mas não a substituem. Político militante, Virchow também não deixou de denunciar as más condições sociais como causa de doença. O bom médico sabe ir do micro ao macro quando necessário.

O bom médico sabe, como o judeu austríaco Sigmund Freud (1856-1939), que é preciso ter coragem de defender as próprias convicções (como aquelas sobre a existência do inconsciente), mesmo quando elas se chocam com os preconceitos e as idéias preestabelecidas. O bom médico sabe, como o brasileiro Oswaldo Cruz (1872-1917), que é preciso enfrentar a doença na população, mesmo trabalhando na complicada fronteira entre medicina e política.

O bom médico talvez não seja tão famoso quanto Hipócrates ou Paré, quanto Sydenham ou Virchow, quanto Freud ou Oswaldo Cruz; mas para seu paciente, para a comunidade da qual cuida, ele é a própria medicina, ciência e arte.

AS ARMADILHAS DO NATURAL

A idéia de que as plantas podem exercer um poderoso efeito sobre nós é muito antiga – vem, pelo menos, desde a história do fruto proibido que "abriu os olhos" de Adão e Eva, ainda que para desgraça de ambos. E desde há muito tempo remédios vêm sendo extraídos de vegetais. No século XVIII, o médico inglês William Withering aprendeu com uma curandeira a usar a dedaleira em pacientes inchados; daí surgiu a digital, poderosa droga contra a insuficiência cardíaca. Os opiáceos foram extraídos da papoula. O quinino, usado no tratamento da malária, também teve origem vegetal.

Mas aí a química começou a se desenvolver; a idéia de sintetizar as drogas em laboratórios, em vez de buscá-las na natureza, propagou-se cada vez mais e gerou a poderosa indústria farmacêutica. Para cada problema de saúde haveria um produto químico capaz de resolvê-lo.

* * *

Aos poucos descobriu-se que não era bem assim. Drogas sintéticas acarretavam riscos inimagináveis, como o demonstrou o doloroso episódio da talidomida: mulheres que tinham tomado esse tranqüilizante durante a gravidez davam à luz crianças deformadas. Remédio poderia ser muito perigoso. Isso ensejou uma espécie de volta ao natural: substâncias extraídas de plantas não poderiam ser prejudiciais. A Mãe Natureza não poderia ser madrasta.

Mas os riscos também não tardaram a aparecer. Um exemplo foi da efedra, usada como supressora do apetite. Como é produto natural, nos Estados Unidos pode ser vendida sem receita. E aí começaram a surgir relatos de sérios efeitos, incluindo convulsões, acidente vascular cerebral e morte. A venda da efedra foi proibida em muitos lugares. Ou seja: natural não quer dizer inócuo. Afinal, venenos não faltam na natureza. Isso não significa rejeitar as preparações vegetais, inclusive mais baratas e até mais seguras que as drogas químicas.

* * *

Qual a recomendação prática, então? Algumas perguntas precisam ser respondidas:

O produto natural foi devidamente testado?

Revelou-se eficaz em relação ao problema que a pessoa tem?

Quais são os riscos?

Balançando riscos e benefícios potenciais, vale a pena usar o produto?

Notem que essas perguntas podem ser usadas numa variedade de situações (cirurgias, por exemplo). Porque são a simples aplicação prática do bom senso. Que é, afinal, a melhor forma de medicação.

ALTERNATIVA – MAS NÃO MUITO GARANTIDA

Médicos do passado diagnosticavam, com certa freqüência, uma situação chamada nefroptose, ou, como se dizia então, rim caído. Em algumas pessoas, o rim "cairia", angulando – como se fosse uma mangueira – o ureter, o canal que conduz a urina para a bexiga, o que causaria problemas, entre eles as muito comuns dores lombares. Problemas estes solucionados por uma simples, e lucrativa, operação chamada nefropexia, que consistia em "amarrar" o rim à musculatura da região lombar. Como não havia prova nenhuma da existência dessa "doença", o diagnóstico caiu no esquecimento.

* * *

Mas agora está sendo ressuscitado. Não por médicos, mas por um osteopata. O objetivo da osteopatia é de, mediante manobras, "alinhar" os ossos, mas Jean-Pierre Barral, um osteopata de Grénoble, França, "alinha" vísceras. Que, segundo ele, estão sempre saindo do lugar, porque caminham dentro da barriga, movendo-se "30 mil vezes por dia". Só o fígado, garante Barral, caminha 600 metros por dia – o que deveria ser uma lição para os sedentários. O mesmo acontece com o estômago e com os rins, que ele coloca no lugar com massagens. É claro que o paciente precisa voltar lá porque seu tratamento, diferente da nefropexia, não é para sempre.

Você ficou assombrado com o que leu? Pois então vai ficar mais assombrado ainda. A descrição do "tratamento" de Barral não figura em nenhum livro esotérico, mas sim na prestigiosa revista *Time*. Pior: numa seção que está sendo publicada semanalmente e se chama "Os Inovadores" – supostamente pessoas que vão renovar o mundo, que constituem "a próxima onda" (Deus, como os americanos gostam de "ondas"). Barral não está sozinho na "onda alternativa". Ali está também um homem chamado John Upledger, que "manipula" os ossos do crânio para "liberar" o líquido que banha o cérebro, e Jeanne Achterberg, que combate o câncer "imaginando-o" (notei agora que a quantidade de aspas neste texto é enorme. Mas é por causa do assunto).

* * *

Pergunta: como uma revista pretensamente séria se presta a essas coisas? A resposta está na introdução do artigo: "Estima-se que 50% dos americanos adotam algum tipo de terapia alternativa; as seguradoras de saúde estão começando a pagar por esses tratamentos".

Aí está: se há grana por trás, então é sério. "Show me the money", como diz Cuba Gooding Jr. naquele filme sobre esporte. Que o dinheiro e a popularidade venham da crendice, isso não importa muito.

Mas há, sim, uma lição a extrair daí. E a lição é a seguinte: se os pacientes não encontram respostas para suas inquietações nos serviços médicos, eles as buscarão em outros lugares. Lugares alternativos. Os pacientes precisam de quem os ouça, de quem os compreenda. Os charlatães sabem como trabalhar esse desamparo. E os médicos precisam aprender a fazê-lo. É mais difícil que a nefropexia. Mas é mais honesto. E mais eficaz.

PIEDOSAS MENTIRAS

Em "A saúde dos doentes"*, o grande escritor argentino Julio Cortázar conta uma história patética. Trata-se de um rapaz que deixa a Argentina para morar no exterior (em Recife, especificamente) e morre. Além da dor representada por essa perda, a família vê-se diante de um sombrio problema: como dar a notícia à mãe do falecido, ela própria portadora de uma séria doença cardíaca? Decidem, então, manter a ilusão de que o jovem continua vivo. Para isso, forjam cartas dele. O truque funciona à perfeição – as cartas são tão convincentes que até a família acredita nelas. De repente, morre a mãe. E Cortázar encerra o conto com aquelas pessoas colo-

* In: *Todos os fogos o fogo*. 6. ed. Rio de Janeiro: Civilização Brasileira, 2002.

cando-se, involuntariamente, outra questão: como dar ao familiar de Recife a notícia da morte da mãe?

O que temos aí é uma mentira piedosa, tão piedosa que exigiu o comprometimento de várias pessoas, as quais, por sua vez, comprometeram-se tanto com a piedosa mentira que chegaram a acreditar nela.

* * *

O drama vivido pela fictícia família é aquele que muitos médicos enfrentam. Como dar uma má notícia? Como dizer a uma pessoa que ela está com câncer terminal?

No passado, o princípio básico era poupar o doente, mesmo que à custa de uma encenação. Não se tratava apenas de mudar o diagnóstico. Era preciso, por exemplo, evitar consultas a certos especialistas – no caso, os oncologistas. Estes eram informados do caso, podiam até opinar, mas, se eram conhecidos do paciente, evitava-se o contato.

Essa situação começou a mudar a partir dos Estados Unidos. Lá, pacientes processavam médicos exatamente por não terem sido informados de um diagnóstico sério e de um prognóstico reservado. Por causa disso, alegavam, não tinham posto suas coisas em ordem – em termos de testamento, de providências várias. E os médicos passaram, então, a uma seca objetividade. Há casos em que o paciente é informado pelo telefone: "Recebi o laudo de sua biópsia. É câncer".

Claramente, o pêndulo oscilou na direção oposta. E será preciso conseguir uma nova posição de equilíbrio. Uma posição em que a verdade possa ser revelada, mas num clima de mútua compreensão. O que a medicina, inclusive, agora permite: câncer há muito tempo deixou de ser uma condenação para ser o diagnóstico de uma situação que, grave às vezes, sempre permite providências e não raro uma cura definitiva. Nem a mentira piedosa nem o brusco anúncio.

* * *

Pode acontecer que o médico beneficie o paciente mentindo a ele e, ao mesmo tempo, tenha prazer com essa mentira? Esses tempos ouvi uma história sobre uma velha senhora que estava hospitalizada. Os médicos colocaram nela uma sonda nasogástrica, que a paciente arrancava constantemente, criando problemas para a equipe. Um dia, a anciã viu o residente preparando, pela enésima vez, a sonda. Para isso, passava no tubo um lubrificante. Curiosa, ela perguntou o que era aquilo. O residente teve uma inspiração:

– É cola-tudo. Se a senhora arrancar esta sonda, vai ficar toda machucada por dentro.

Em silêncio, a velhinha deixou que a sonda fosse colocada e não mais a retirou. Com o que se tornou uma séria candidata a personagem de um Cortázar.

SOB O SIGNO DA CONTROVÉRSIA

A medicina pode ser dividida em homeopatia e alopatia. Mas quem faz essa divisão são, em geral, os homeopatas. Um médico que não pratique a homeopatia não se intitulará um alopata. É possível que para muitos profissionais essa denominação soe até estranha. Durante os meus seis anos de faculdade de medicina jamais foi mencionado o termo "homeopatia" – a não ser, claro, quando um paciente referia ter feito uso desse tipo de tratamento. Mas essa omissão é explicável: as especialidades médicas – e o ensino da medicina é baseado em especialidades – têm muito em comum, em termos de diagnóstico e de tratamento. A homeopatia é diferente. Diferente na origem, diferente na metodologia, diferente até na linguagem. Nos textos médicos (não homeopáticos, bem entendido), a descrição de seus métodos sempre vem acompanhada de adjetivos: "heterodoxo" é um deles, "controverso" é outro.

A discussão vem de longe, desde a época em que o médico alemão Samuel Hahnemann (1785-1843) fundou a homeopatia. Era uma época de grandes teorias em que palavras semimágicas como estase e pletora explicavam todas as doenças. E os procedimentos terapêuticos – a sangria estava em moda – provavelmente matavam mais do que curavam. Remédios e substâncias químicas eram usados aos montes. Uma delas era a quina, trazida do Peru e utilizada numa variedade de situações, principalmente em febres. Hahnemann fez uso da substância; teve prostração, tremores, sede. Daí concluiu: a quina curava a febre porque causava febre. O semelhante cura o semelhante. Este foi um dos princípios fundadores da homeopatia. Justamente naquela época estava surgindo a primeira vacina, contra a varíola, e Hahnemann viu nela um comprovação de sua teoria: a "pequena varíola" causada pela vacina impedia uma doença maior. Outra lei da homeopatia é a lei da diluição: quanto mais diluídas as substâncias (e cerca de 2 mil delas são usadas pelos homeopatas), melhor. Medidas gerais, como dieta e exercício, são também recomendadas.

* * *

E aí vem a grande pergunta: funciona? Os homeopatas dirão que sim. Outros médicos terão dúvidas a esse respeito. Essas dúvidas foram reforçadas pelo fato de que nem sempre homeopatas recorrem aos critérios de avaliação da medicina em geral (em muitos países, aliás, os homeopatas nem precisam ter diploma médico). Em 1997, a revista médica inglesa

Lancet publicou uma abrangente análise dos resultados da terapia homeopática. O estudo concluía pela inexistência de evidências conclusivas sobre a eficácia da homeopatia. Mas também assinalava que os resultados do tratamento homeopático iam além do efeito placebo – o efeito pelo qual uma substância, mesmo não medicamentosa, melhora ou cura o paciente. Uma coisa, contudo, é certa: exatamente porque as substâncias usadas pela homeopatia são tão diluídas, é pouco provável que elas prejudiquem as pessoas – coisa que acontece com muitos medicamentos convencionais, e explica por que tanta gente prefere a homeopatia. Aliás, homeopatas nem sempre contra-indicam o tratamento tradicional, mesmo porque haveria um definido risco nessa atitude. Num caso que acompanhei, a paciente, uma menina de uns 15 anos, estava sendo tratada para uma dor abdominal com substâncias homeopáticas. A dor não melhorou, e a menina acabou sendo operada de urgência: tratava-se de uma apendicite aguda, já com peritonite.

Há uma série de recomendações que podem ser feitas acerca da homeopatia, da medicina chamada alternativa – e da vida em geral. Em primeiro lugar: informe-se. Pergunte a médicos, leia, vá à internet. Mantenha seu senso crítico. Busque credenciais: que titulação tem a pessoa que lhe oferece um tratamento? A que instituições está ligada? São respeitáveis tais instituições? Desconfie de termos bombásticos ("curas garantidas", "resultados surpreendentes") ou de termos pseudomédicos, como "purificar", "energizar". Se problemas ou paraefeitos não são mencionados, desconfie também. Use o médico que todos temos dentro de nós. Seja homeopata ou não.

HIPOCONDRIA É BOM – NA DOSE ADEQUADA

O que tinham em comum o cientista Charles Darwin, o poeta Lord Byron, o escritor Hans Christian Andersen e o dicionarista Samuel Johnson? Todos eram hipocondríacos. Todos eram atormentados por aquilo que a doutora Susan Baur, estudiosa do tema, chama de "dolorida imaginação". Todos achavam que eram portadores de doenças graves. No que não eram exceção; estima-se que só nos Estados Unidos existam 20 milhões de hipocondríacos. São pessoas que sofrem, que recorrem a médicos, que tomam remédios – e, portanto, representam considerável sobrecarga para os serviços de saúde.

* * *

Hipocondria não é coisa nova. O próprio termo é antigo; hipocôndrio quer dizer sob as costelas. Nessa localização ficam o fígado e o baço, que a medicina grega responsabilizava pelo excesso da chamada bile negra, causadora da melancolia. A hipocondria seria assim uma manifestação melancólica, o que não está de todo errado; e, como a melancolia, acometeria sobretudo pessoas superiores, artistas, intelectuais.

No começo do século XIX, a medicina francesa passou a rotular os hipocondríacos como doentes. Hipocondria faz parte hoje da Classificação Internacional de Doenças como enfermidade resultante da somatização, isto é, da transferência para o corpo de uma situação primariamente psicológica.

* * *

Não se sabe exatamente o que torna as pessoas hipocondríacas. Pode ser algo genético, pode ser o contexto da família. Algumas situações favorecem o aparecimento da hipocondria – por exemplo, o estudo da medicina. Darwin, que era de uma família de médicos, deixou a escola médica quando, pela primeira vez, assistiu a uma operação: chegou a passar mal.

No passado, falava-se da "doença da terceira série", época em que nós, estudantes, começávamos a freqüentar enfermarias. Lembro-me de um colega que me ligou, apavorado: estava com uma doença grave (os males dos hipocondríacos nunca são banais). Fui até sua casa e encontrei-o com o *Cecil*, tradicional manual médico, nas mãos. E aí leu para mim:

– Mal-estar generalizado, eu tenho; dores difusas, também tenho...

Pedi para ver o capítulo e aí lhe chamei a atenção para um simples detalhe: era uma doença quase que exclusiva de mulheres. A sua reação foi um misto de alívio e de decepção, como se ele estivesse se perguntando: e agora, do que vou me queixar?

* * *

Podemos achar graça em histórias assim, mas o fato é que o hipocondríaco sofre, e seu sofrimento nada tem de engraçado: é um penoso problema emocional que deve ser tratado. O tratamento em geral é de natureza psicoterápica, às vezes combinado com medicação antidepressiva. Nesse sentido há boas notícias: um recente estudo realizado em Harvard, e publicado no *Jama*, revista da Associação Médica Americana, comparou dois grupos de pacientes – um recebeu psicoterapia (seis sessões), o outro não.

No primeiro grupo quase 60% dos pacientes melhoraram, contra 32% no outro grupo. É importante divulgar tais resultados, porque hipocondria é uma situação estigmatizante e as pessoas não raro têm vergonha de procurar ajuda. O tratamento funciona, sim.

Medos residuais podem permanecer, o que é explicável; afinal, doença não é invenção de hipocondríaco, doença existe mesmo, e um pouco de medo até é bom: faz-nos tomar providências, como ir ao médico regularmente, evitar substâncias prejudiciais à saúde, comer de maneira mais sadia, procurar psicoterapia quando for o caso. Um mínimo de hipocondria ajuda até os hipocondríacos.

A CASA OU O HOSPITAL?

Na Tate Gallery, de Londres, há um famoso quadro do artista inglês sir Luke Fildes (1843-1927). Chama-se *O médico*. Retrata um médico numa casa humilde, sentado, observando atento uma criança doente; ao fundo, os pais. Pela janela, entra a primeira claridade da manhã, indicando que o doutor passou a noite junto à família.

Esta cena, durante muito tempo, foi símbolo, e o modelo, da prática médica. Doutor, sistematicamente, atendia em casa, e na casa ficava o tempo necessário (e esse tempo era longo, numa época em que a medicina não tinha muitos recursos para combater as doenças). Não deixa de ser irônica, portanto, a recente decisão do Supremo Tribunal da Itália:

médicos – de plantão, vejam só – que se negarem a realizar uma visita domiciliar poderão ser presos.

A decisão resultou em um incidente: um médico de Palermo se recusou a ir até a residência de um homem que havia se ferido na perna com uma faca. O doutor alegou que, se era preciso suturar o ferimento, o paciente deveria ser trazido ao posto de urgência. Mas o Tribunal entendeu que essa avaliação compete ao médico, e que, portanto, ele deveria ter ido ao paciente.

É uma discussão muito típica de nosso tempo. O atendimento no domicílio torna-se cada vez mais raro, e por várias razões, algumas ponderáveis. Se se trata de uma urgência, o hospital está mais aparelhado do que o profissional com sua maleta. De outra parte, com a insegurança que hoje reina nas grandes cidades (particularmente nas brasileiras), sair, principalmente à noite, pode ser um perigo. Daí o movimento das emergências hospitalares.

* * *

E como se sentem as pessoas ao serem encaminhadas ao hospital? Depende. Muitas delas confiam nos recursos que lá encontrarão. Mas há exceções. Uma coisa que me chamava a atenção, logo que, estudante de medicina, comecei a freqüentar o hospital, era o pedido formulado pelas famílias de pacientes em estado grave: "Doutor, se ele vai morrer, a gente prefere que morra em casa".

Pedido explicável. Freqüentemente se tratava de famílias muito pobres, para quem o transporte de um corpo para uma região distante representaria um problema; melhor seria levar o doente ainda vivo. Mas não se tratava só disso. Tratava-se, e se trata, do fato de que as pessoas preferem terminar sua existência num ambiente familiar, na cama em que dormiram por tantos anos. O hospital, por mais recursos que ofereça, é um lugar estranho. Não é raro que pacientes idosos, ao serem internados, entrem em estado confusional – pela simples razão de que perdem os referenciais.

* * *

Por causa disso acentuou-se, nos últimos anos, um duplo movimento: o primeiro, de reduzir ao máximo o tempo das internações, o que tem vantagens adicionais, diminuindo os custos (nunca pequenos) e também a possibilidade de complicações como a infecção hospitalar. O segundo é o de levar para a casa do paciente condições de assistência que permitam minorar as dificuldades do atendimento domiciliar.

Isso inclui um assunto que é objeto de polêmica: o parto domiciliar. O argumento a favor desse procedimento é de que as mulheres, no passado, sempre tiveram seus filhos em casa, assistidas por parteiras. E o exemplo sempre citado é o da Holanda: lá, é possível optar por um parto domiciliar ou um parto hospitalar. Um terço dos bebês nascem em casa, e a taxa de cesárea é menor que 10%. Os partos de baixo risco são acompanhados por obstetrizes. O obstetra só entra em cena quando há alguma indicação médica específica.

Mas sobre isso não há consenso, como mostrou um recente trabalho realizado nos Estados Unidos que comparou as duas modalidades. O número de óbitos de bebês foi duas vezes maior no parto domiciliar, o que reforça a convicção daqueles que vêem a percentagem de partos hospitalares como um indicador positivo da atenção à gestante.

Conclusão: nem tanto ao mar, nem tanto à terra. Casa ou hospital? Para responder a essa pergunta é preciso conhecimento e bom senso. Nisso também deve ter pensado o médico de sir Luke, na longa noite que passou acordado, cuidando de seu doentinho.

Substâncias

A SABEDORIA DOS SABORES

A modernidade nasceu bipolar. De um lado, a busca quase maníaca pelo novo, pelo misterioso, pelo inusitado: a astronomia e a astrologia, a alquimia e a química, os descobrimentos marítimos e a busca de rotas comerciais inexploradas. De outro lado, a melancolia. As pestes que marcaram o fim da Idade Média mostraram a fragilidade do ser humano. Que também não era mais o centro do universo, coisa que Copérnico encarregou-se de demonstrar.

A Europa, que era então o centro da civilização, buscou compensações. De vários tipos: no poder, na riqueza, no conforto e na mais regressiva das compensações, a compensação oral. Os europeus viraram bebês gulosos. Queriam gratificações alimentares. Queriam as especiarias, o açúcar, o chocolate. E quem forneceu essas coisas foi, claro, o Novo Mundo: elas se tornaram os principais produtos de exportação, junto, mais tarde, com o café e o tabaco. Que também entram no corpo pela boca.

* * *

O que os europeus estavam tentando fazer era transferir, para o mapa do mundo, o mapa da língua. Não a língua como órgão de fonação; a língua como sede da degustação. E é um mapa peculiar este, porque revela prioridades orgânicas que por sua vez se expressam em prioridades psicológicas. O que é que nós temos na ponta da língua? Os receptores para o sabor doce.

Certo: este é o primeiro sabor que provamos no mundo, o sabor do leite materno. Ele neutraliza um pouco o terror existencial que significa sair do útero quente e acolhedor para o meio exterior frio e hostil. Ao doce voltaremos sempre que a ansiedade nos assaltar; é por isso que, às pessoas nervosas, dá-se água com açúcar (que tem a vantagem adicional de repor a glicose queimada pelo estresse).

Mais adiante, temos a zona do salgado. Certo, precisamos de sais, eles são essenciais para a vida: a palavra "salário" lembra que, na Antigüidade, os serviços eram pagos com o precioso sal. Mas sal tem de ser consumido em pouca quantidade. Sal demais faz mal, aumenta a pressão. E a palavra "salgado", aplicada a preços, por exemplo, mostra algo já saindo dos limites.

Aí chegamos à zona do azedo, do ácido. Disto precisamos menos ainda. Quem quer ser azedo? Ninguém, a não ser os ministros de Economia dos países emergentes. Mas um pouco de azedo dá sabor à vida – aí estão as balas azedinhas, a comprová-lo –, de modo que precisamos sentir também este gosto.

Por fim, o amargo. Aí já estamos chegando a uma área perigosa: a base da língua, próxima à faringe. E perigoso é também o amargo. É o sabor de alcalóides e de muitas outras substâncias tóxicas. Amargura não nos agrada – nem nos temperamentos, nem nas coisas que provamos. E há boas razões para isso.

* * *

Claro, tudo isso é biologia, e a cultura aprende a modular a biologia. Azedo é ruim, mas nós o combinamos com o doce e obtemos o original agridoce. E o chimarrão prova que até com o amargo dá para se acostumar. Dizem os estudiosos que os gaúchos se habituaram ao mate porque faltava açúcar no Rio Grande do Sul – o açúcar que os europeus adicionavam, em generosas quantidades, ao chá, ao café, ao chocolate, este último, aliás, considerado afrodisíaco.

Enfim, há uma fisiologia do gosto – título, aliás, de um livro de autoria do grande *gourmet* Brillat-Savarin. E há uma psicologia do gosto. Se as papilas gustativas pudessem falar (e é irônico que não o possam: afinal, já moram na língua), diriam muito sobre a natureza humana.

A GUERRA CONTRA O SALEIRO

A palavra "salvação" vem de "sal". A palavra "salário", também. Isso nos remete ao duplo significado do sal em nossas vidas, em primeiro lugar ao significado simbólico. Em muitas culturas o sal é visto como um antídoto contra os maus espíritos (tanto que derramar sal dá azar). Jesus chamou seus discípulos de "Sal da Terra". Os índios pueblo têm uma divindade conhecida como a Mãe Sal.

Essa veneração corresponde a uma necessidade orgânica; nosso corpo precisa de sal, uma lembrança biológica de que a vida se originou no oceano. O historiador Marc Bloch diz que a civilização começou em regiões situadas próximo a desertos por causa dos depósitos naturais de sal ali encontrados. Daí o segundo significado do sal, o significado econômico. Os gregos trocavam escravos por sal e vice-versa. Os romanos pagavam os soldados em sal (o "salário"); daí vem a expressão "Fulano não vale o seu sal". Na Idade Média, enormes caravanas atravessavam o deserto do Saara com sua carga de sal.

Os governos logo aprenderam a tirar proveito desse comércio, criando impostos sobre o sal. Na França, esse imposto, a *gabelle*, foi uma das causas desencadeantes da Revolução Francesa. Na Inglaterra, por causa de um imposto semelhante, havia um mercado negro do sal. Na Índia dominada pelos britânicos, Mahatma Ghandi liderou um original movimento de protesto: uma enorme multidão foi até o mar com a finalidade de trazer sal (não taxado).

* * *

Hoje em dia, o problema não é a falta de sal, é a abundância. O sal ficou relativamente barato; é usado em excesso. E isso tem conseqüências para a saúde. Todo mundo sabe que existe uma associação entre sal e hipertensão arterial. Uma dieta rica em sal aumenta a pressão tanto em animais quanto em pessoas. Há pessoas que têm uma "sensibilidade" maior ao sal: obesos, idosos, negros.

E não se trata só de hipertensão; existe também o risco de doença cardíaca. Como acontece no caso do tabaco e do álcool (que, no entanto, não são componentes naturais do organismo, ao contrário), existe uma campanha da indústria para contestar os efeitos prejudiciais do sal. Nos Estados Unidos, o Salt Institute mantém uma longa polêmica com os institutos nacionais de saúde daquele país, alegando que tais efeitos ainda não foram devidamente comprovados. Um dos trabalhos feitos nesse sentido teve autoria do pesquisador David MacCarron, acusado pelo Center for Science in the

Public Interest de ser financiado pelo Salt Institute e pela indústria de salgadinhos.

Divergências à parte, parece haver um consenso de que é preciso diminuir o consumo de sal. Em primeiro lugar, por uma dieta adequada, a DASH (Dietary Approaches to Stop Hypertension): muita fruta, muitos vegetais, pouca gordura. Depois, é preciso evitar salgadinhos e temperos salgados. No preparo do alimento, o sal só deve ser adicionado no fim do cozimento. O saleiro tem de ser banido da mesa e colocado bem longe.

Atenção: não se virem para olhá-lo. Lembrem-se do que, na Bíblia, aconteceu com a mulher de Lot, que resolveu mirar Sodoma: virou uma estátua. De sal, claro.

A BRIGA DO AÇÚCAR

Por que gostamos tanto de açúcar? Em primeiro lugar, pela doçura (palavra sedutora: já houve até um programa de TV chamado *Alô, doçura*). Dos quatro sabores, três têm uma conotação nem sempre agradável, como podemos constatar por expressões do cotidiano. Dizemos que uma conta é "salgada" quando ela representa um choque em nosso orçamento; dizemos que fulano é "amargo" ou "azedo" quando se trata de uma pessoa de difícil relacionamento. Há uma razão biológica para tal aversão. Muitas substâncias tóxicas são amargas, muitas substâncias deterioradas ficam azedas – ou seja, o organismo precisa estar atento a esses sabores, como precisa estar atento ao excesso de sal. Mas para o açúcar a vigilância não é tão estrita; trata-se de substância familiar, amiga, protetora, até: remete-nos ao primeiro alimento, o leite materno.

* * *

O uso do açúcar na alimentação é relativamente recente. Na Antigüidade, a principal substância edulcorante era o mel de abelhas. A cana-de-açúcar, inicialmente cultivada no Oriente, foi levada ao Ocidente pelos árabes. Os cruzados tomaram conhecimento do *zuchra*, ao qual se devia, inclusive, a resistência à fome dos habitantes de cidades muçulmanas sitiadas. De imediato, o produto entrou no cardápio europeu, sobretudo no cardápio aristocrático: mesas de banquete eram decoradas com esculturas de açúcar. Mais: o açúcar era considerado substância medicinal, prescrita para problemas oculares, doenças do peito, a náusea, o soluço e para a melancolia. Crença não totalmente destituída de fundamento: existe uma correlação entre estado emocional e nível de açúcar sangüíneo.

A ansiedade pode levar a uma diminuição da taxa de açúcar no sangue. Já os carboidratos elevam o nível sangüíneo de serotonina, uma substância que é importante no funcionamento cerebral, e cuja ausência pode resultar em estados depressivos. A ingestão de açúcar pode assim dar um certo barato. E, apesar de não fornecer matéria-prima para a formação de tecidos – trata-se de caloria vazia –, pode ser uma importante fonte de energia. Ora, energia era algo muito valorizado no início da modernidade ocidental, época de conquistas e empreendimentos comerciais. Daí a popularidade do açúcar então.

* * *

Os portugueses, que cultivavam a cana em suas colônias e dominavam o comércio açucareiro internacional, trouxeram o açúcar para o Brasil. Na então colônia, era enorme o consumo de caldo de cana, de doces, de frutas em calda. As iaiás de engenho, diz Gilberto Freyre, eram enormes de gordas, "moças bonitas, mas com dentes podres". Ou seja: os problemas causados pelo açúcar (obesidade, cárie dentária) já eram evidentes e aos poucos foi ficando claro que superavam os possíveis benefícios. Mas, àquela altura, o cultivo da cana e a indústria do açúcar já representavam um poderoso ramo da economia. Que tem brigado pela manutenção do açúcar na dieta. Quando foram lançados os adoçantes artificiais, as companhias açucareiras publicavam anúncios de página inteira denunciando os malefícios destes.

Mais recentemente, a briga é do *lobby* americano do açúcar com a Organização Mundial da Saúde, que divulgou recomendações para uma dieta saudável. Nela, a percentagem representada pelo açúcar (e doces e similares) não deveria ultrapassar 10%.

O *lobby*, que inclui a indústria dos refrigerantes, lembra a contribuição financeira dos Estados Unidos à OMS para exigir um recuo.

Ou seja: atrás da doçura do açúcar há uma briga azeda. Para que não tenhamos de amargar os resultados de equívocos, para que não tenhamos de pagar, em termos de saúde, uma conta salgada, é bom lembrar que, em termos de açúcar, como de qualquer outra coisa, moderação é uma boa regra.

LITERATURA E ALCOOLISMO

Há muitos anos, o escritor norte-americano William Faulkner veio ao Brasil. Passou alguns dias em São Paulo – completamente bêbado. Quando finalmente o levaram ao aeroporto para embarcar de volta aos Estados Unidos, voltou-se para a pessoa que o acompanhava e perguntou: "Como é mesmo o nome desta cidade onde estive?"

Faulkner é só um dos nomes da extensa lista de escritores americanos conhecidos por sua fixação ao álcool. Outros poderiam ser lembrados: Edgar Allan Poe (que morreu na sarjeta, em Baltimore, completamente bêbado), Herman Melville, Jack London, John Fitzgerald, Ernest Hemingway, Raymond Carver, Truman Capote. Dos sete escritores americanos que ganharam o Nobel de Literatura, só dois não bebiam. Donald W. Goodwin, professor de psiquiatria na Universidade do Kansas e autor de um livro chamado *Alcohol and the writer** [Álcool e o escritor], diz que entre as profissões mais afetadas pela cirrose do fígado (comumente associada a alcoolismo) estão, em primeiro lugar, os *bartenders* e, em segundo, os escritores. Nancy J. Andreasen, professora de psiquiatria na Universidade de Iowa, estudou 30 escritores que trabalharam no *workshop* de literatura mantido por aquela universidade. Um terço deles era etilista. Em um grupo de pessoas escolhidas para comparação, a prevalência de alcoolismo era 7%.

* * *

Esses números são muito pequenos para provar uma definitiva associação entre álcool e literatura, ou arte em geral. Mas correspondem a uma impressão que é bastante disseminada e vem de muito tempo. Horácio, o grande poeta da Roma antiga, costumava dizer que, bebendo só água, ninguém conseguiria produzir um poema lírico que valesse a pena. Além disso, não era só a álcool que os escritores recorriam; no século XIX, ópio e literatura constituíam uma associação freqüente, da qual é exemplo o clássico *Confissões de um comedor de ópio*, de Thomas de Quincey.

* * *

Supondo que o uso de álcool seja mais freqüente entre os escritores, qual seria a razão para isso? A busca da inspiração, como sugere Horácio?

* Kansas City: Andrews and McMeel, 1988.

Pouco provável. As drogas, entre as quais o álcool se encontra, têm efeito justamente oposto: acabam destruindo a criatividade. O que leva o artista à dependência são outras coisas. A solidão, para começar. Artistas trabalham sozinhos. Se estão inspirados, não precisam de companhia. Mas, quando falta a inspiração – aquilo que é conhecido como "bloqueio do escritor" –, sobrevêm a ansiedade e a depressão. Nesse caso, o álcool acaba sendo um refúgio, ainda que ilusório. No final, o talento e a própria vida acabam destruídos pela bebida.

Álcool é uma coisa extremamente disseminada em nossa sociedade, e o uso de bebida por gente famosa, escritores inclusive, certamente contribui para reforçar o charme do hábito. Mas trata-se apenas de aparência, de enganadora ilusão, como o sabem os terapeutas que trabalham nessa área. É preciso desmistificar a bebida alcoólica. O governo está propondo reduzir o horário para propaganda de produtos com álcool. No que está inteiramente correto. O álcool já destruiu vidas demais em nosso mundo. Inclusive vidas de artistas de talento.

UM ANÊMICO FAMOSO

Em 1914, o escritor Monteiro Lobato, então fazendeiro de Taubaté, São Paulo, publicou em *O Estado de S. Paulo* dois artigos, "Urupês" e "Velha praga", queixando-se dos caboclos do interior, segundo ele, inadaptáveis à civilização. O texto de maior impacto falava de Jeca Tatu: caboclo apático e preguiçoso, comparável aos urupês, plantas parasitas.

Mas Lobato acabou abandonando essa visão irritada e pessimista. A mudança foi desencadeada pela leitura do relatório "Saneamento do Brasil", dos sanitaristas Artur Neiva e Belisário Pena. Colaboradores do grande sanitarista Oswaldo Cruz, Neiva e Pena tinham, como seu mestre, viajado extensivamente pelo interior do Brasil. Na volta, redigiram um relatório descrevendo a espantosa miséria e a deprimente condição sanitária no interior do Brasil – no Nordeste, sobretudo.

Tal relatório mexeu com muita gente – Lobato, inclusive. O problema do Jeca Tatu, constatava-o agora, não era preguiça, era doença, sobretudo a verminose. Naquela época, era muito comum a necatorose ou ancilostomíase, causada por um minúsculo verme que, vivendo no solo, penetra no corpo pela sola dos pés – a maioria dos brasileiros não tinha calçado – e termina seu ciclo no intestino, sugando o sangue e causando anemia, não raro grave; anemia esta responsável, juntamente com a desnutrição, pelo desânimo e pela fraqueza dos caboclos. Impressionado, dizia Lobato em texto dirigido ao imaginário Jeca: "Eu ignorava que eras assim, meu caro Tatu, por motivo de doenças tremendas. Está provado que tens no sangue e nas tripas um zoológico da pior espécie. É essa bicharia cruel que te faz feio, molenga, inerte. Tens culpa disso? Claro que não".

* * *

Mas àquela altura Jeca Tatu estava famoso. Até Rui Barbosa recorreu a ele, para protestar contra o poder público. Movido talvez pela culpa, Lobato achou que precisava fazer alguma coisa pelos Jecas do Brasil. Associou-se a Cândido Fontoura, farmacêutico que criara um tônico muito popular. Tratava-se de uma fórmula complexa, anunciada com um mágico pregão: "Ferro para o sangue, fósforo para os músculos e nervos". Havia ainda um pouco de álcool, adicionado por razões de formulação, mas que não deixava de alegrar a pessoa (recentemente tal adição foi proibida pelo Ministério da Saúde). O Biotônico Fontoura – o nome foi dado por Lobato – era visto pelo público exatamente como isso, um tônico vital. A verdade é que funcionava e provavelmente curou, ou melhorou, a anemia de muita gente.

Lobato foi adiante na colaboração literário-farmacêutica (segundo a expressão de Marisa Lajolo). Editou o *Almanaque do Jeca Tatu*, em que explicava, por meio de uma história simples, como se contrai a ancilostomíase e como se evita o problema. Jeca Tatu e sua magra, pálida e triste família recuperam a saúde graças ao Biotônico Fontoura e ao uso de sapatos. O caboclo se transforma em fazendeiro rico. Final feliz para ninguém botar defeito.

* * *

Jeca Tatu está meio esquecido, mas o problema que personificava continua presente. Ainda hoje a deficiência de ferro é o distúrbio nutricional mais comum no mundo e a principal causa de anemia na infância e na gravidez. Ocorre nos países subdesenvolvidos como um aspecto das múltiplas carências alimentares nessas regiões; mas pode ocorrer também em pessoas de melhor condição social. É uma situação na qual sempre se deve pensar. Para que depois, como Monteiro Lobato, não venhamos a nos arrepender.

A MAGIA DO TABACO

Acreditem ou não, existe em Paris um Museu do Tabaco, pequeno, mas muito interessante, com todo tipo de objetos usados pelos fumantes ao longo dos tempos – alguns com formato realmente esquisito. O museu também vende um livrinho sobre o fumo, chamado *Tabac-Magic,* contando a história de um ruinoso hábito que faz milhões de vítimas por ano. O título é tão interessante como enganador, mas enganar as pessoas foi uma constante na trajetória da indústria tabagista.

* * *

Mágico o tabaco não é. Mas sempre suscitou controvérsia. Inclusive porque apareceu na história ocidental em um momento exato. Com a modernidade, o ascetismo da Idade Média foi para o espaço. As pessoas agora queriam prazer: prazer sexual, prazer gastronômico... Navios percorriam o mundo em busca de condimentos capazes de dar novos sabores à comida, e o relaxamento dos costumes acompanhou-se, na Europa, de uma epidemia de sífilis comparável, ainda que menos grave, à epidemia de Aids em nossos dias. Vendo os índios fumarem tabaco, os navegadores não tiveram dúvida de que aquilo seria muito bom e levaram consigo a novidade.

De início, o fumo suscitou reações paradoxais. Era recomendado por médicos ilustres, entre eles Ambroise Paré, considerado o pai da cirurgia. Para esses doutores, tratava-se de uma planta medicinal, que só podia fazer bem à saúde. Era até considerado um antídoto contra venenos.

Governantes e religiosos pensavam diferentemente. Na Inglaterra, o rei James proibiu o cultivo da planta, a rainha Elizabeth I mandava confiscar os cachimbos. O papa Urbano VII ameaçou os fumantes de excomunhão. O sultão Murad IV foi mais além: mandou enforcar vários adeptos da nova moda – cachimbos eram enfiados na boca dos cadáveres. O czar Michel Fedorovitch mandava cortar o nariz dos tabagistas. E assim por diante.

* * *

Num e noutro caso havia erro, mas a repressão foi o equívoco maior. Classificado como pecado ou transgressão, o fumo obviamente se tornou ainda mais tentador. A indústria fez o resto, tornando seu uso prático e fácil. A evidência de associação entre fumo e numerosas doenças mudou radicalmente a imagem do tabaco, mas ainda não é suficiente para reverter cinco séculos de fascínio – de um fascínio reforçado, ademais, pela ação aditiva da nicotina. O cigarro ainda não é coisa de museu, como o é a caixa de rapé. É que o rapé não tinha atrás de si uma indústria mistificadora, capaz de gastar fortunas fabulosas para promover o seu nefasto produto. A magia do tabaco nada mais é que a ingenuidade das pessoas.

"LEITE DO PARAÍSO" OU PERIGO PARA A SAÚDE?

Dor faz sofrer, dor desmoraliza, dor esgota a pessoa. Combater a dor é algo que a humanidade tem feito desde tempos imemoriais. E para isso recorria-se sobretudo às plantas. Uma delas, abundante no Oriente Médio (e até hoje criando problemas no Afeganistão), ficou famosa: é a papoula, da qual se extrai um líquido leitoso, o ópio (suco, em grego). *Papaver somniferum*, o nome científico da papoula, alude ao poder sonífero deste extrato. Também por isso Hypnos, deus grego do sono, era representado segurando papoulas.

O ópio, conhecido como "Leite do Paraíso", era considerado droga milagrosa capaz de aliviar a dor e de curar uma variedade de doenças. Thomas Sydenham, o grande médico inglês do século XVII, escreveu que o ópio era um presente divino. O láudano, ópio dissolvido em vinho, era recomendado para a insônia, mas também para a melancolia: foi assim o primeiro antidepressivo. Mas não se tratava apenas de remédio: ópio era um hábito social. Foi sob a ação do ópio que o poeta inglês Coleridge escreveu o famoso poema *Kubla Khan*. Seu contemporâneo, o escritor Thomas de Quincey, sustenta, em *Confissões de um comedor de ópio* (1821), que ópio é muito melhor que vinho; enquanto este deixa a pessoa confusa, o ópio "acalma o agitado e faz com que se concentre o distraído". Escusado dizer que o ópio e o láudano eram livremente vendidos e até usados como tranqüilizantes em crianças.

O ópio dava muito dinheiro e logo o Império Britânico estava controlando o comércio mundial da substância. Na China era tão grande o número de adictos que o imperador Tao Kuang proibiu, em 1839, seu uso. Os ingleses fizeram o que qualquer cartel de drogas faria: apelaram para a violência, invadindo Cantão na chamada "Guerra do Ópio". Derrotados, os chineses tiveram de legalizar o uso e a importação do ópio.

* * *

A morfina foi isolada do ópio em 1805 pelo farmacêutico alemão Wilhelm Sertürner, que deu o nome à droga, evocando o deus grego dos sonhos, Morfeu. Como analgésico, apresentava vantagens. Enquanto o ópio, dado por via oral, causa problemas gástricos, a morfina pode ser injetada (a seringa foi inventada em meados do século XIX) e faz efeito mais rapidamente. A droga foi muito usada na Guerra Civil americana, ao fim da qual mais de 400 mil pessoas tinham a "doença do exército", dependência de morfina. Além disso, milhares de chineses tinham emigrado para os Estados Unidos para trabalhar em ferrovias e o uso que faziam do ópio começou a ter conotações racistas. As várias Chinatowns dos Estados Unidos eram vistas como antros do vício. Logo os opiáceos estavam sendo submetidos ao controle das autoridades de saúde.

No Brasil, não há problema em receitar morfina – no hospital. Pacientes ambulatoriais só podem comprá-la mediante receituário especial, que o médico deve obter mediante cadastramento. E é difícil encontrá-la; a morfina é uma droga relativamente barata, que dá às farmácias pouco lucro e muita chateação. São poucos os estabelecimentos que a vendem.

A verdade, porém, é que se trata de um grande analgésico, um dos poucos capazes de aliviar a dor do câncer. E, nestes casos, não causa dependência. Um estudo feito em Boston mostrou que, de 11.882 pacientes tratados com morfina, apenas quatro casos se tornaram dependentes.

Dor faz parte da condição humana. Felizmente a natureza proporcionou-nos essa forma de alívio para a dor. Pode não ser o "Leite do Paraíso", mas que funciona, funciona.

BRIGANDO CONTRA A VACINA

Vamos supor que uma grande cidade brasileira esteja ameaçada pela epidemia de uma doença extremamente contagiosa, uma doença grave que, quando não mata, deixa as pessoas terrivelmente deformadas. Vamos supor também que de há muito exista uma vacina de eficácia comprovada contra a doença. Seria lógico supor que a população corresse em busca dessa vacina, certo?

Errado. Ao menos no caso do Rio de Janeiro em 1904, esta suposição revelou-se completamente equivocada, perigosamente equivocada. Os cariocas estavam ameaçados pela varíola, havia vacina, mas as pessoas não queriam se vacinar, estavam dispostas a morrer para não se vacinar e demonstraram-no enfrentando as tropas do governo nas ruas, numa quase guerra civil que ficou conhecida como a Revolta da Vacina. Por quê?

* * *

A Revolta da Vacina teve um pivô, um alvo preferencial: Oswaldo Cruz, que à época ocupava o cargo equivalente ao do ministro da Saúde de hoje. Oswaldo Cruz era um cientista brilhante. Desde os tempos de estudante de medicina dedicara-se à microbiologia, área que conhecia como poucos. Era também um dinâmico administrador, responsável por campanhas bem-sucedidas contra várias outras doenças: a febre amarela, a peste bubônica. Por que razão um homem assim se transformou no inimigo público número um?

Por várias razões. Em primeiro lugar, e embora a vacina já fosse antiga, ainda havia muitas lendas a esse respeito. Dizia-se, por exemplo, que como o líquido vacinal era extraído das lesões de vacas portadoras da varíola do gado (*vaccinia*) as pessoas vacinadas ficavam com cara de bezerro. O imunizante era gratuito, mas o atestado de vacina, obrigatório para obtenção de emprego, tinha de ser pago. Os vacinadores não eram muito hábeis; ao aplicar o imunizante em mulheres, consciente ou inconscientemente feriam o pudor delas (não esqueçam que isto ocorreu há um século, quando os costumes, mesmo no Rio, eram diferentes). Mais: havia uma feroz oposição ao governo Rodrigues Alves, do qual Oswaldo Cruz fazia parte, que unia desde monarquistas até sindicalistas e anarquistas.

* * *

E finalmente havia o próprio Oswaldo Cruz, desde criança muito identificado com o pai, médico autoritário que trabalhou como inspetor de saúde pública. Autoritarismo, naquela época, era a regra, mesmo no Brasil, e Oswaldo não constituiu exceção. Seu raciocínio era simples: existe a ameaça da doença, existe a vacina, e as pessoas vão se vacinar, queiram ou não. Motivação era uma palavra que não entrava nesse raciocínio, mesmo porque seria difícil motivar pessoas numa época em que não existia rádio nem tevê e a imprensa era quase toda contra as campanhas sanitárias. O jeito seria trabalhar diretamente com a comunidade, por meio de paróquias, de sindicatos, de associações de bairro, dos terreiros de candomblé. Oswaldo, aparentemente, nem cogitou disso, ainda que a Diretoria de Saúde Pública tenha elaborado um folheto para ser distribuído à população: longo folheto, escrito em linguagem complicada e inútil para os analfabetos, que eram a maioria da população.

O resultado foi o que se viu, e a lição ficou. Não dá para vacinar pessoas como se vacina o gado. E não basta conhecer as doenças. É preciso conhecer os seres humanos, e levar em conta suas aspirações e também os seus temores.

Comportamento

CAIXA DE PANDORA

Mais do que o tórax, o abdômen é a nossa caixa de Pandora, aquele misterioso receptáculo mitológico que, uma vez aberto, libertava todos os males do mundo. O abdômen é enigmático, e é enigmático sobretudo por causa do intestino. Sentimos o nosso coração bater, podemos controlar a inspiração e a expiração; mas o intestino se move de maneira própria e caprichosa, da qual tomamos conhecimento de forma embaraçosa, por meio dos roncos e dos flatos.

Porque o intestino é um órgão primitivo. O cérebro é a sede do pensamento, o coração, ao menos metaforicamente, a sede das emoções; mas o intestino fala dos arcaicos mecanismos de manutenção da vida. Fazer das tripas coração significa deixar de lado a sensibilidade e assumir a nossa natureza animal. E, de outra parte, é com o ventre que respondemos, de maneira arcaica, às ameaças da existência: o frio na barriga, por exemplo, alerta contra o perigo imediato.

* * *

O ventre pode se apoderar de nossos conflitos e guardá-los dentro de si: é a prisão de ventre. Que está, claro, ligada a hábitos alimentares: quanto menos fibra na dieta, mais preguiçoso fica o intestino. Aliás, o termo é significativo; a idéia que se tem é de que o cólon, como um humilde escravo, deveria trabalhar em silêncio e com afinco, fazendo a limpeza do corpo. Mas nem sempre é isso que acontece. Para muitas pessoas o hábito intestinal é motivo de aflição. Os especialistas sempre destacam que a evacuação diária é uma coisa mais cultural do que orgânica, mas isso não diminui a aflição daqueles que, na expressão americana, são *bowel conscious*, têm a consciência da existência do intestino. Uma consciência que preferíamos não ter. Mas, uma vez que ela se instala, permanece, tanto no WC quanto em nossa cabeça.

Freud postulou que a criança usa o intestino para controlar os pais; recompensa-os com a evacuação e pune-os com a retenção. Mais tarde, sempre segundo Freud, o dinheiro será o equivalente das fezes: a acumulação do capital, de que Marx tanto falou, pode ter origem em traumas infantis (a taxa de juros também, como deve saber o ministro Palocci, que é médico).

E assim, a cada manhã, depois da pergunta habitual ao espelho ("Espelho, espelho meu/ existe alguém mais linda, ou lindo, do que eu?") vem a pergunta do intestino: vais me gratificar ou vais me punir? A resposta vem depois de muitos gemidos, e é gloriosa quando resulta no som da descarga do banheiro.

* * *

O intestino a gente educa. Nós o estimulamos com alimentação adequada e com exercício físico, nós o condicionamos em termos de horários. Tudo isso é muito bom. Há algumas décadas, o médico inglês Denis Burkitt notou que a incidência de câncer de cólon era menor na África, coisa que atribuiu ao maior consumo de fibras pelos africanos.

Agora: para educar o intestino, é preciso compreender o intestino, e isso significa compreender a nós próprios. É um processo de autoconhecimento, não tão glorioso quanto aquele que Sócrates ou Freud usavam, mas muito útil. É preciso ouvir a voz do corpo. Mesmo sob a forma de roncos ou de flatos.

COMADRES E PAPAGAIOS

O banheiro das mulheres tem só o vaso. O banheiro dos homens tem o vaso e o mictório. Será isso mais uma prova da hegemonia masculina? Talvez. Alguma vantagem os homens levam nesta área, porque nos cinemas e teatros a fila no banheiro feminino é sempre maior.

Há momentos, às vezes angustiantes, em que essa diferença adquire nova dimensão. Isso acontece quando somos hospitalizados e temos de nos manter em repouso obrigatório no leito. Surge aí o problema: como proceder com as chamadas necessidades fisiológicas? A tecnologia médica e hospitalar evoluiu muito, mas, neste setor, continua relativamente simples (ou rudimentar, vocês decidem). Tomou como modelo o urinol, que durante muito tempo constituiu-se em recurso indispensável no saneamento das casas. Lá estavam eles, sob as camas, escondidos, mas não muito. O urinol podia até ser um objeto artístico, feito de ágata com motivos decorativos, da mesma forma que as escarradeiras (hoje substituídas, ao menos nos ginásios esportivos, por caixas de areia). Mas o urinol não serve para hospitalizados. Para esses, foram criados dois utensílios, conhecidos por pitorescos apelidos: a comadre e o papagaio.

***

A comadre serve a homens e mulheres. Basicamente é uma bacia, parcialmente coberta (esta parte serve de suporte para o corpo). Por que o nome comadre? Porque comadre é uma mulher com que se tem certa intimidade, e este é o caso do utensílio. Para as mulheres, ela serve às duas funções fisiológicas. Para o homem, serve a uma só. O homem urina no papagaio – uma vasilha com uma espécie de bico que justifica a denominação. Isso exige certa pontaria, mas não chega a ser problema maior. O problema maior é a comadre, com a qual homens costumam ter maior dificuldade, e que envolve certo grau de humilhação.

* * *

Que, no entanto, pode se transformar em uma lição de humildade. Somos, em geral, educados para a iniciativa, para a autonomia. Depender dos outros pode ser, para algumas pessoas, uma situação mortificante. Mas temos, sim, de aprender a pedir ajuda. Se é o caso, temos de usar a comadre e o papagaio. Nem que seja para depois lembrar disso com certo humor.

IMAGENS E EMOÇÕES

Durante milênios os médicos, ou aqueles que assim se intitulavam, trataram pacientes sem saber exatamente como é o corpo humano por dentro. A dissecção de cadáveres, essencial para o conhecimento da anatomia, era rejeitada ou proibida por motivos religiosos. Mais importante, a medicina não associava enfermidades a órgãos. Até o começo da modernidade vigorava o conceito hipocrático dos humores, fluidos orgânicos que condicionariam o temperamento das pessoas e também suas enfermidades. Quando se constatou (e o microscópio foi importante para isso) que doenças localizam-se em órgãos, surgiu a crucial pergunta: como descobrir um órgão enfermo? Como enxergar o corpo por dentro? A primeira resposta veio no século XIX, com a descoberta dos raios X. Descoberta assombrosa, tanto que a visão de raios X era um dos poderes do Super-Homem. A partir daí a ciência da imagem médica não cessou de progredir.

* * *

Um grande exemplo neste sentido é o avanço do conhecimento do cérebro, a nossa enigmática massa cinzenta. Correlacionando os achados de cirurgia ou necropsia com os quadros clínicos, era possível chegar a algumas conclusões: esta área é responsável pelo movimento do braço, esta outra pela fala, esta terceira pela visão. Mas era ainda um conhecimento fragmentário, e difícil de adquirir. Aos poucos, contudo, novos métodos foram sendo introduzidos: a arteriografia cerebral, por exemplo, em que um contraste é introduzido na circulação cerebral permitindo radiografá-la.

Um salto enorme foi dado quando surgiram as imagens cerebrais por ressonância magnética funcional. Belas imagens, a propósito, multicoloridas, mostrando áreas ativadas mediante estímulos, que podem ser inclusive emocionais. Assim, medo e ansiedade estão ligados a uma região cerebral conhecida como amígdala (nada a ver com aquela da garganta). Pesquisadores ingleses mostraram a voluntários apaixonados fotos das namoradas destes, e verificavam que se iluminava o sistema límbico, responsável pelo controle das emoções em geral. Ao mesmo tempo ficavam desativadas regiões cerebrais associadas à depressão. Ou seja, o amor funciona como um antidepressivo. Um Prozac natural.

* * *

Descartes, no século XVII, supunha que a alma estaria localizada na glândula pineal, no centro do cérebro. Freud, que começou sua carreira médica como pesquisador de laboratório, acreditava que no futuro o psiquismo seria estreitamente correlacionado ao cérebro. Enquanto isso não acontecia, postulou três estruturas, o ego, o superego e o id, como metáforas para ajudar o entendimento da psique. Suposições e metáforas estão dando lugar a um conhecimento mais preciso da estrutura e do funcionamento do cérebro, inclusive no que se refere à vida emocional. Novas possibilidades se abrem, mas aonde nos levarão é difícil dizer. Será possível despertar paixões estimulando o sistema límbico? Será este o alvo das flechas dos cupidos da ciência? Difícil dizer. Temos nas telas de computadores as imagens do cérebro. Mas não temos ainda as imagens do futuro.

O SONO DOS PSICANALISTAS

Em *Quando fala o coração* (*Spellbound,* 1945), dirigido pelo mestre do suspense Alfred Hitchcock, Ingrid Bergman faz o papel de uma analista que, ao tratar um portador de amnésia (Gregory Peck), consegue esclarecer um crime. O filme é a glorificação da psicanálise, que estava então no auge de seu prestígio nos Estados Unidos. O próprio produtor, David Selznick, fazia tratamento analítico, depois de um caso complicado com uma estrela de Hollywood. Já em *Um enigma no divã* (*Mortel transfert,* 2001), de Jean-Jacques Beineix, o crime acontece no próprio consultório do analista: a sua paciente é assassinada, mas ele não vê – e não vê porque está dormindo. Tenta esclarecer o mistério com seu próprio terapeuta, que também adormece: neste filme, 100% dos analistas caem no sono durante a sessão. E 100% dos analistas se metem em confusão. De *Quando fala o coração*, a psicanálise saiu glorificada. Do filme de Beineix, ela saiu ridicularizada. O sono dos analistas é o símbolo desse ridículo. Os profissionais são pagos para escutar – e bem pagos: o filme faz questão de mostrar notas de 200 francos sendo enfiadas nos bolsos terapêuticos –, mas dormem. E o resultado é desastre.

* * *

Dormir durante uma prática terapêutica médica não é comum. Não acontece, por exemplo, com cirurgiões. Ou com clínicos. Mas os psicanalistas às vezes dormem: o filme apenas revelou um segredo de polichinelo.

Por que dormem os analistas que dormem? Em primeiro lugar, porque há tempo para isso. A consulta médica – uma comparação relativa, já que hoje muitos dos analistas não são médicos – não raro dura pouco tempo (há um livro de Enid Balint que dá orientações sobre como proceder na "consulta de seis minutos"). Já a sessão psicanalítica, em geral, obedece à fórmula da "hora de 50 minutos". E 50 minutos é tempo bastante para conciliar o sono, até mesmo para um insone.

Em segundo lugar, há pouca ação durante esse tempo. No cenário clássico, é o terapeuta sentado (numa cômoda poltrona, o que poupa a coluna, mas facilita o sono), imóvel, e o paciente deitado. O terapeuta nem sempre é jovem – a formação analítica demanda tempo – e, quanto mais velha a pessoa, mais difícil fica resistir à sonolência.

O paciente não raro permanece em silêncio (e o silêncio, mesmo significativo, dá sono). Quando fala, não raro é um monólogo em voz baixa e monocórdica. A neurose é dolorosa, mas pode ser soporífera também. O que, para um neurótico, é motivo adicional de sofrimento. Ver o analista adormecido é humilhante. E seguramente prejudica a imagem da psicanálise.

* * *

Mas será que é assim? Será que o sono do analista não tem significado? Será que não representa uma mensagem para o paciente? E, se é uma mensagem, que mensagem poderia ser essa?

A resposta não é difícil. Mantenha-me acordado – com sua emoção. Mantenha-me acordado – com sua autenticidade. Mantenha-me acordado – deixando gritar a criança que está dentro de você.

No filme de Beineix, contudo, não é a chatice da paciente que faz adormecer o terapeuta. É a angústia. A paciente, uma mulher linda e tentadora, provoca nele sentimentos ambivalentes. E ele reage como aquele personagem de Philip Roth que, diante dos insuperáveis desafios do mundo, sentia apenas vontade de deitar e dormir. Mas aí, convenhamos: um analista que não elaborou de forma suficiente a própria angústia não está em condições de analisar os outros. O que ele está fazendo é aquilo que no vocabulário freudiano se chama de "atuação", transformando sua própria neurose num comportamento – no caso, dormir.

O filme de Beineix é rotulado como uma comédia de humor negro e isso ele é, de fato. Mas, se corresponde a uma situação real, a psicanálise está bem arranjada. A glorificação de *Quando fala o coração* era indevida. Mas a desmoralização é um risco muito maior.

EXERCÍCIO: CUIDADO COM O EXCESSO

Quando comecei a trabalhar em saúde pública, fiz um curso de epidemiologia na Universidade de Massachusetts. Lá tive um professor, homem alegre e comunicativo, que tinha duas paixões na vida. Uma era a epidemiologia, claro. A outra era a corrida. Uma manhã, andando pelo *campus*, avistei-o, de abrigo, correndo em minha direção. Parei para abanar (só abanar: nunca se detém alguém que corre ou caminha), mas para minha surpresa ele passou por mim – sem me ver. Até hoje, lembro duas coisas. A primeira, o olhar esgazeado. A segunda, a expressão de sofrimento. Não era prazer, era obrigação. O homem era um corredor compulsivo. Caso até benigno, comparado ao de Joe Decker, de Maryland, que, segundo uma notícia de imprensa, levanta às 3 da manhã para correr e que numa única jornada de 24 horas fez 15 quilômetros de corrida, mais 150 quilômetros de bicicleta, mais 5 quilômetros de marcha forçada, mais 10 quilômetros remando, mais 3 quilômetros nadando, mais 15 quilômetros em máquina de remar, mais 3 mil abdominais, mais levantamento de peso num total de 100 mil quilos... (paro aqui por falta de espaço).

* * *

Existe, sim, uma necessidade, compulsiva ou quase, de exercício. Em geral, é explicada pela liberação de endorfinas, substâncias semelhantes à morfina que são produzidas pelo corpo em atividade física e dão ao atleta o famoso barato. Mas não é só isso. É o ritual: colocar a camiseta, o calção, o tênis, ir ao lugar habitual, cumprir a meta. É um ritual muito definido. Uma vez, numa cidade do interior do Paraná, fui caminhar na praça central da cidade (sim, eu também tenho meus hábitos de exercício). Muita gente, ali, marchando em passo acelerado, e todos me olhando feio. Depois o homem do hotel me explicou: é que eu estava caminhando em sentido contrário ao tacitamente combinado pelos moradores do lugar. Esculhambei o ritual, e ritual é importante, é o grande antídoto contra a ansiedade.

* * *

Endorfinas e/ou ritual, o fato é que cada vez mais se reconhece a existência de uma síndrome de dependência de exercício. É o caso daquelas pessoas que se sentem culpadas se passam um dia sem correr ou caminhar: "Falta-me algo quando não corro", é a frase clássica para traduzir essa sensação. O padrão estereotipado de exercício (sempre a mesma coisa) também é um sinal. Outros sinais: a pessoa faz exercício mesmo doente ou lesionada, e às vezes se lesiona exatamente por causa do exercício. O relacionamento pessoal sofre; o exercício passa a ser um tema constante de conversa, e a pessoa só convive com quem também se exercita – mas muitas vezes prefere correr ou caminhar só. Num estudo feito nos Estados Unidos tentou-se obter voluntários – pagos! – para verificar as conseqüências da interrupção do exercício. Pois as pessoas recusavam-se a parar, mesmo ganhando uma boa grana.

* * *

Vamos deixar bem claro: exercício é uma coisa ótima e a dependência do exercício é seguramente um problema menor quando se compara com coisas como álcool e fumo. Mas é bom que as pessoas que se exercitam tenham consciência dessa possibilidade. Afinal, não é só flexibilidade das articulações que a gente busca; é também flexibilidade emocional. Caminhar é bom, correr é bom. Desde que a gente continue enxergando os amigos ao longo da rota.

O DUPLO EXERCÍCIO

Existem palavras que, ao migrar do grego antigo para a linguagem contemporânea, mudaram de significado. Para Hipócrates, o pai da medicina, humor era um dos quatro fluidos de cujo equilíbrio dependia a saúde do corpo e que condicionavam temperamentos; nenhum dos quais era propriamente alegre ou divertido – ao contrário, o humor conhecido como bile negra tornava a pessoa melancólica. Hoje, se alguém nos recomenda um filme porque esse filme tem humor, vamos vê-lo preparados para rir. O mesmo aconteceu com a palavra "academia". Esse era o nome do jardim público nos arredores de Atenas no qual Platão ensinava filosofia a seus discípulos. Aparentemente nada tem a ver com as academias que hoje se dedicam à prática do exercício físico. Mas existem algumas coincidências interessantes. Em primeiro lugar, o nome homenageava o ilustre cidadão Academo or Hecademo, dono do local. Ao falecer, Academo deixou-o para o público – para que ali fosse praticada ginástica. Também num antigo ginásio, o Liceu, Aristóteles ensinava filosofia e o fazia andando com seus discípulos, um método que ficou conhecido como peripatético, do termo grego que significa caminhar. Já na modernidade não foram poucos os pensadores, filósofos e escritores em geral que buscaram na caminhada inspiração para seus textos, sendo exemplo disso *Os devaneios do caminhante solitário*, de Rousseau.

* * *

Nas modernas academias vamos encontrar muitas pessoas caminhando – mas em esteiras elétricas. A esteira soluciona muitos problemas para quem gosta de andar, ou precisa andar. Em primeiro lugar, evita a rua, com seus buracos, seus automóveis. Em segundo lugar, permite um ritmo regular e é um exercício avaliável, em termos de tempo, de distância (ao menos teórica), de calorias gastas. É claro que a rua tem a diversidade da paisagem; mas a academia oferece a possibilidade da convivência humana. E esta é uma das razões pelas quais as pessoas a freqüentam.

* * *

Na academia dá para conhecer gente nova, dá para trocar idéias (e fofocas) enquanto se tripula a esteira. Aliás, a academia e os ginásios esportivos de uma maneira geral são lugares em que se descobre muita coisa. As conversas de vestiário, gravadas, dariam um verdadeiro retrato do Brasil. Mais: seriam uma fonte de soluções mágicas para os problemas do país. E sabem por quê? Porque na academia a gente se descontrai, a gente sai da rigidez habitual. Para começar, estamos vestidos de maneira esportiva, não convencional; depois, e como o sabiam os filósofos e intelectuais caminhantes, o exercício não é só para o corpo, é para o espírito também. Flexionamos os músculos e exercitamos o cérebro: idéias e impressões brotam.

Não sei se Aristóteles produziria sua obra filosófica numa esteira; mas não há dúvida de que ele adquiriria uma muito melhor forma física.

EXERCÍCIO FÍSICO: PEQUENO PASSO, GRANDE AVANÇO

A idéia de que o exercício físico é uma excelente maneira de evitar doenças cardiovasculares foi incorporada à cultura. Todo o mundo está de acordo: mexer-se faz bem. A questão é: como se mexer? Algumas pessoas vêem o exercício como um empreendimento grandioso, dependente de equipamento complexo.

O melhor símbolo disso é a esteira. É um ciclo: alguém constata (depois de consulta médica, ou de se pesar, ou de ouvir alguma observação irônica sobre ventre profuso) que precisa se exercitar e resolve fazê-lo em grande estilo. O passo seguinte é comprar uma esteira, das quais existem vários modelos, de complexidade e preços variáveis.

A esteira é uma boa forma de exercício: diferente da caminhada na rua, permite um ritmo constante, que pode ser mais facilmente regulável e avaliável. Evita buracos no calçamento, pancadas de chuva e amigos que, indiferentes à necessidade de exercício, querem bater um papo.

A esteira é implacável – mas é monotonamente implacável, a não ser quando associada à TV (que também pode ser muito chata). Lá pelas tantas a esteira, abandonada, começa a servir como um, muito caro, cabide de roupas. Roupas estas que servem para ocultar a muda acusação do equipamento inútil.

* * *

A esteira lembra certo personagem de Ibsen. Esse homem planejava escrever um monumental tratado de economia – mas nunca o começava, porque estava sempre comprando equipamento para isso, uma nova caneta, uma mesa mais adequada. Ou seja: para ele, os meios eram mais importantes do que o fim. Complicar uma coisa é uma forma de evitá-la. De contornar a ansiedade que nos causa.

Exercício físico não precisa de equipamento. Basta fazer algo tão simples como caminhar. Mas até sobre caminhada é possível estabelecer polêmica. Caminhar quanto tempo, e com que freqüência? A resposta clássica é: no mínimo meia hora durante quatro ou mais dias. Outros dirão que é necessário uma hora todos os dias por semana. O que faz muita gente desistir: onde é que se vai arranjar esse tempo?

* * *

Por causa disso uma postura mais sensata tem surgido ultimamente: o importante é começar fazendo algum tipo de exercício, por mais modesto que seja, e considerar que se trata de algo cumulativo. Existe uma poupança do exercício, como existe poupança bancária (só que a poupança do exercício é bem mais compensadora).

E essa poupança cresce, mesmo que os depósitos sejam feitos de forma variável. O principal benefício dela é a formação do hábito: depois que a pessoa começa a se exercitar, não quer mais parar.

Dizem que toda grande caminhada começa com um primeiro passo. É uma metáfora e é também a realidade: o exercício, mesmo modesto, é um passo para a saúde cardiovascular.

A POSTURA DO CORPO, A POSTURA NA VIDA

"He has a tendency to stoop", ele tem tendência a curvar-se, a inclinar-se para a frente, escreveu um professor a respeito do aluno que depois viria a tornar-se famoso: ninguém menos que o criador do evolucionismo, Charles Darwin. A observação do mestre não era casual; ao contrário, envolvia certo alarme: naquela época, o "stoop" era considerado indicativo de problema mental ou emocional. No caso de Darwin, diagnóstico correto: ele passou a vida atormentado por fantasias hipocondríacas.

* * *

O corpo fala, e fala inclusive por meio da postura que adotamos. A própria palavra "postura" tem duplo sentido: um, físico, corporal; outro, mental. Dizemos de uma pessoa que se comporta de maneira normalmente correta que tem uma postura digna, ou simplesmente que tem postura. No caso de pessoas curvadas, inclinadas, o que está o corpo querendo dizer? Em primeiro lugar, que essa pessoa leva uma carga emocional excessiva, uma carga que pesa sobre a cabeça e os ombros. Em segundo lugar, o corpo nos diz que essa pessoa está conformada, resignada com a situação, submissa diante das exigências e dos agravos do mundo.

Curvar-se é um claro sinal de submissão: o caso do servo que baixa a cabeça diante do senhor. Curvar-se faz que a pessoa pareça menor, e isso não é característico do ser humano; o animal ameaçado por um inimigo poderoso encolhe-se. Quem se curva, quem se encolhe, parece menor e, por conseguinte, menos agressivo. Não é de admirar, portanto, que as exortações para que a pessoa reaja contra a submissão muitas vezes refiram-se à postura corporal. "De pé, ó vítimas da fome", diz o já antigo hino da Internacional dos Trabalhadores. "Levanta a cabeça", dizemos, para alguém que está desanimado, alguém a quem a vida golpeou.

* * *

O corpo fala, mas nós também podemos falar com o corpo. Mais: podemos educar o corpo, o que na verdade é um processo de auto-educação. O primeiro passo é tomar consciência de nossa postura, de nossos gestos. Por exemplo, no escritório: estamos sentados de maneira adequada? Uma cadeira nem sempre é um trono, mas é o nosso lugar, e merecemos um bom lugar para trabalhar. Nossos pés estão postos firmemente sobre o solo, garantindo-nos sustentação?

Pés firmes na terra indicam realismo, sabedoria (e poupam a coluna vertebral). Estamos confortavelmente sentados, ou sentamos na beira do assento, beira esta que, por seu desgaste, traduz a nossa ansiedade? Permanecemos em incômoda posição por longas horas, sem nos darmos conta de que temos o direito de nos levantarmos e nos espreguiçarmos?

Perguntas semelhantes se aplicam ao operário na fábrica, ao aluno na escola. Postura é fundamental. Para o corpo e para a vida.

UMA PALAVRA QUE MARCOU O NOSSO MUNDO

O sonho de todo cientista, de todo pensador, de todo artista, é criar uma expressão que fique para sempre associada a seu nome. Termos como "relatividade", "psicanálise" e "existencialismo" consagram Einstein, Freud e Sartre. A palavra estresse fez o mesmo por Hans Selye. Mais: foi incorporada ao vocabulário popular de forma aparentemente definitiva. E tudo isso aconteceu, a rigor, por acaso.

Europeu de nascimento, Hans Selye (1907-1982) estudou medicina no Canadá. Logo depois de formado, dedicou-se à pesquisa na área de endocrinologia. Estava atrás de um novo hormônio ovariano, e para isso injetava extrato de ovário em ratos e observava o que acontecia. E o que acontecia era o seguinte: surgiam úlceras no estômago, os gânglios linfáticos e o baço se atrofiavam, e a supra-renal – uma pequena glândula que fica em cima do rim, daí o nome – crescia.

Mas isso não era efeito do suposto hormônio. Para surpresa de Selye, as mesmas coisas aconteciam quando ele injetava, por exemplo, extrato de placenta, ou de rim, ou substâncias químicas como formol. Tratava-se, pelo jeito, de uma resposta geral do organismo à agressão inespecífica. Essa agressão inespecífica foi batizada com o nome de estresse. E a resposta é a síndrome geral de adaptação.

* * *

O que há de revolucionário nisso? À época de Selye, a doença era vista sobretudo como uma relação muito específica de causa e efeito: o micróbio da tuberculose causa tuberculose. E o micróbio da tuberculose tem de ser combatido para que ela seja curada.

Selye estava dizendo outra coisa. Estava dizendo que existe uma "síndrome de estar doente". Independentemente da natureza do agravo, que pode ser um micróbio, uma substância química, um infortúnio da vida, vamos passar por três fases: a primeira é a reação de alarme, a segunda é a de resistência ao estresse. Na terceira, ou superamos o problema, ou o nosso organismo entra num estágio de exaustão.

* * *

A teoria de Selye abriu novas e excitantes perspectivas para a medicina. Para começar, chamou a atenção para as supra-renais e seus hormônios, especialmente a cortisona, que passou a ser usada numa variedade de situações. E também mostrou a conexão entre o emocional e o orgânico.

De fato, na Universidade de Washington foi organizada até uma escala de estresse: divórcio dá 73 pontos; prisão, 63 pontos; aposentadoria, 45 pontos; férias, 13 pontos (até férias podem ser estressantes). Enfrentar o estresse passou a ser um objetivo em si próprio, tão importante como combater um vírus, o diabetes ou o colesterol alto.

Só isso justificaria o trabalho do doutor Selye. Mais importante, porém, ele mostrou que o ser humano não é apenas uma soma de órgãos, é uma totalidade; adoece como uma totalidade e se cura como uma totalidade. Seu trabalho é uma mensagem científica e também uma mensagem humanista. E mensagens humanistas são importantes no estressante mundo em que vivemos.

A INDÚSTRIA DAS DIETAS

Mercado é uma coisa que funciona assim: se há demanda, surge uma oferta. Essa oferta, por sua vez, pode gerar novas demandas. No passado, houve uma demanda por alimentos gordurosos, calóricos – e esses alimentos (às vezes pseudo-alimentos, mas sempre saborosos) passaram a ser oferecidos em quantidade. Resultado: a obesidade vem crescendo notavelmente, inclusive em países pobres, inclusive em faixas etárias nas quais não era comum: infância, adolescência.

E com a obesidade surge outra demanda. As pessoas querem fazer dieta. Por motivos de saúde, naturalmente, mas também por razões ligadas à estética, razões estas que, entre nós, crescem exponencialmente com a chegada do verão. E assim, periodicamente, vão surgindo dietas. E surgem como se fossem produtos de uma linha de montagem. É a indústria da dieta, cuja origem são os Estados Unidos, país do mercado – e da obesidade (uma associação inevitável, aliás).

* * *

A indústria da dieta funciona como qualquer outra indústria. Em primeiro lugar, persegue a novidade. Em segundo lugar, segue as regras de *marketing*. Para começar, dieta deve ter um nome, uma marca registrada – com apelo. Por exemplo: deve evocar um lugar elegante, sofisticado, como a Califórnia. É o caso da dieta de Beverly Hills, da dieta de Palm Beach ou, melhor ainda, da dieta de Hollywood.

Mas existem pessoas que gostam de uma aura científica; nesse caso, o nome de um médico ajuda: a dieta do doutor Atkins, a dieta do doutor Pritikin, a dieta do doutor Stillman. Também dá para combinar o apelo californiano com a imagem da ciência; há uma dieta da UCLA, a Universidade da Califórnia.

Por outro lado, várias dietas levam o nome de seus criadores, mesmo que não se trate de médicos: a dieta de Jenny Craig, a dieta de Suzanne Somers, a dieta de Richard Simmons. Algumas dietas têm nomes que apelam à imaginação: a dieta Cybergenics, a dieta do Poder Protéico, a dieta Fit for Life (Apto para a Vida).

E, finalmente, existem algumas que preferem apostar na simplicidade: a dieta da sopa de couve, a dieta do *grapefruit*, a dieta do abacaxi. Isso tudo sem falar nos métodos que supostamente fazem perder peso sem dieta; por exemplo, fitas gravadas que, durante o sono da pessoa, transmitem mensagens subliminares para levá-la a perder peso. Ou ainda as mil substâncias para diminuir o apetite.

* * *

A moda das dietas é resultado de outra moda, a moda do consumo de certos produtos, que foram atingindo a cultura ocidental em "ondas" sucessivas. O chocolate era desconhecido até o descobrimento da América; quando chegou, portando uma aura de substância afrodisíaca e sofisticada, entrou para ficar, acrescentando vários quilos à vida de muitas pessoas. Da mesma maneira os refrigerantes, os salgadinhos, os hambúrgueres...

Um problema que os nossos índios não tinham. Comiam o que a natureza lhes oferecia e, guiados pelo instinto, obtinham uma dieta balanceada. Com a preocupação com o excesso de peso, a busca da novidade agora se disfarça em busca da dieta saudável. Parte, diz o antropólogo Robin Fox, de um projeto utópico que há séculos anima o Ocidente: o Alimento Perfeito, aquele que nos nutre (e espiritualiza) sem nos engordar, a ética puritana aplicada à cozinha.

O problema não é a dieta, é a vida. A balança simplesmente reflete a maneira como vivemos. E é sobre isso que devemos pensar. Quando o fizermos, não precisaremos mais aderir às dietas da moda. Difícil jornada? Difícil, sim. Mas começa com esse pequeno passo, que é tomar conhecimento das modas e não se deixar enganar por elas.

RESPIRAÇÃO E EMOÇÃO

O título não recordo, mas era um filme norte-americano de ficção científica que narrava uma história grotesca e, até certo ponto, interessante. Um homem acometido de grave doença pulmonar estava condenado à morte. Naquela época ainda não se fazia transplante de pulmões mas, talvez antecipando de forma fantasiosa a possibilidade, os doutores do filme adotaram uma medida desesperada: implantaram no moribundo brânquias de peixe.

Com o que se salvou, mas ficou com dois problemas. Em primeiro lugar, estava condenado a viver submerso em um tanque de água, o que, convenhamos, não é o lugar mais cômodo para se permanecer. Em segundo lugar, perdeu uma importante característica humana: a respiração pelos pulmões.

* * *

Característica humana inclusive por causa das conotações emocionais. Não podemos controlar os batimentos cardíacos ou os movimentos intestinais; mas podemos, sim, controlar o ritmo, a freqüência e a profundidade de nossa respiração. Temos músculos para isso, principalmente o diafragma. Que está situado numa posição peculiar, entre o tórax e o abdômen.

Os gregos viam o diafragma como uma espécie de fronteira. Para cima está a nossa parte "nobre", o coração, os pulmões, e também a cabeça; para baixo, o "vulgar": o intestino, os rins, a bexiga. Diafragma, em grego, é *frenos*, e essa palavra passou a adquirir uma conotação psicológica; daí vêm as palavras frenesi, frenite (que antigamente designava uma espécie de loucura) e frenologia, o estudo das faculdades mentais correlacionadas ao cérebro.

O diafragma e a função a que está ligado, a respiração, não chegam a controlar a nossa vida psíquica, mas por ela são influídos e nela influem muito. Emoção e movimentos respiratórios se relacionam mutuamente, o que se expressa até na linguagem: quando uma pessoa escreve um belo texto ou faz um belo desenho, dizemos que está inspirada, porque associamos inspiração à criatividade.

O ar também está associado à liberdade e é por isso que, quando alguém está numa situação difícil, incômoda, sente falta de ar. Já o suspiro é a expressão dorida do sofrimento, e os médicos de outrora falavam em dispnéia suspirosa para descrever a respiração de uma pessoa angustiada.

Numa situação de ansiedade a pessoa respira muito rápido, o que só agrava o mal-estar; o gás carbônico do sangue é eliminado rapidamente, e isso causa uma alteração na bioquímica do sangue que vai se manifestar, por exemplo, por contratura espasmódica dos músculos.

* * *

De maneira geral, não nos damos conta de como respiramos. Pior, não raro castigamos nosso aparelho respiratório com o fumo e o ar poluído. Por tudo isso acabamos pagando um preço, orgânico e emocional.

Aprender a respirar é uma coisa importante, e há várias técnicas para isso. Todas elas se baseiam num princípio: tornar consciente aquilo que fazemos de maneira inconsciente. Não é preciso nenhuma inspiração para isso. Basta o bom senso e um pouco de atenção ao nosso próprio corpo.

OS USOS DA OBSESSÃO, OS USOS DA COMPULSÃO

Figuras estranhas não são raras entre os ricos e os notáveis, mas poucas são mais estranhas que o milionário americano Howard Hughes, que fez uma imensa fortuna como produtor de cinema e empresário da indústria aeronáutica e teve casos famosos com belas atrizes. Ou seja: aparentemente uma história de sucesso. Mas Hughes tinha um comportamento doentio, que foi se agravando com a idade: tinha um medo terrível de germes, o que o levava a lavar constantemente as mãos, às vezes com tal energia que os dedos chegavam a sangrar. Também não gostava de apertar as mãos das pessoas. Aos poucos foi se tornando tão recluso que virou um eremita, que só saía de casa disfarçado. Trancava-se na sua mansão, nu; urinava em garrafas dispostas cuidadosamente ao redor dele e passava o tempo amaldiçoando o mundo.

* * *

Hughes sofria de transtorno obsessivo-compulsivo (TOC), um distúrbio comum que, nos Estados Unidos, afeta 2 a 3% das pessoas e se caracteriza por idéias fixas, as obsessões, e por comportamentos ritualmente repetidos, as compulsões. A causa é desconhecida; o TOC pode ser devido a um déficit da serotonina, que é um neurotransmissor, ou seja, uma substância que faz conexão química entre as células do cérebro; e pode haver um componente genético, pois o distúrbio é observado em famílias. O grande problema é caracterizar obsessão e compulsão como distúrbios. Exemplo: se, já deitado na cama, estou em dúvida se chaveei a porta e me levanto para verificar, sou portador de TOC? Quando é que dúvida deixa de ser aceitável e passa a ser um problema que exige tratamento?

A resposta é óbvia: quando inferniza a vida da pessoa, e de outras tantas. Se a pessoa levanta constantemente para checar as portas, talvez a TOC esteja batendo nessas portas.

* * *

É difícil traçar a linha divisória, e o caso de Hughes mostra-o bem. Enquanto a sua obsessão era ganhar dinheiro, mostrava-se adaptado a uma cultura caracterizada pela feroz competitividade. Mas quando já não podia apertar a mão de outras pessoas – como fazer negócios?

A isso se deve acrescentar outro aspecto. Tanto idéias obsessivas como rituais obedecem a um propósito: aliviar a ansiedade. Pensar fixamente em algo, fazer coisas repetidamente, desvia a atenção da pessoa, poupa-a de vivenciar seus conflitos. O que, em certa medida, é inevitável. No decorrer do dia cumprimos muitos rituais: cumprimentamos pessoas automaticamente, por exemplo. Mas, se não o fizéssemos, as pessoas estranhariam. Tudo depende de como o ritual é feito. Se uma pessoa entra num templo, prostra-se e reza, está seguindo uma tradição religiosa; mas se faz a mesma coisa no meio da rua pode ser levada para um hospital psiquiátrico.

Como a depressão e a mania, TOC é um distúrbio característico de nossa época. Estar alerta ajuda a evitar muito sofrimento.

A MIRAGEM DO REJUVENESCIMENTO

Temos diante de nós uma espécie de relógio biológico, do qual sabemos pouca coisa. Dois fatos, contudo, se impõem, pelo menos até o presente momento: 1) com o tempo, esse relógio funciona com dificuldade cada vez maior e 2) um dia ele vai parar.

Não são boas notícias, e não é de admirar que as pessoas acreditem em anúncios que prometem deter ou mesmo reverter o processo de envelhecimento. O exemplo de Ponce de Leon, que explorou a Flórida em busca da fonte da juventude, tem sido seguido por muita gente. Para alegria daqueles que fazem do rejuvenescimento um negócio – e não são poucos, como se pode constatar pela publicidade na mídia.

Quanto aos métodos... A fonte da juventude era apenas água, talvez não muito potável, mas água, em todo o caso. A ciência, contudo, não poderia contentar-se com água, mesmo milagrosa. Em busca de soluções médicas para o problema do envelhecimento, chegou-se a situações não raro patéticas. Foi o que aconteceu com o médico francês Charles Édouard Brown-Séquard. A 1º de junho de 1889 o septuagenário Brown-Séquard fez uma inusitada palestra na Sociedade de Biologia de Paris. Contou que tinha injetado em si próprio testículos caninos triturados e adicionados à água. Com isso, tinha não apenas recuperado a energia física como fora capaz de, na manhã daquele dia, ter tido uma relação sexual com sua jovem esposa, coisa que havia muito não acontecia. Resultado: uma verdadeira multidão de idosos acorreu a seu laboratório em busca do elixir da juventude. Que, descobriu-se depois, não funcionava. Mesmo que a testosterona dos testículos caninos tivesse as propriedades descritas por Brown-Séquard (e não tem), a preparação não funcionaria: testosterona não é solúvel em água.

Em 1925, uma tentativa similar foi realizada pelo russo Serge Voronoff. Dessa vez, tratava-se de enxerto de tecido testicular de macaco em homens. De novo o sucesso foi muito grande, para desgraça dos macacos, que passaram a ser caçados em grande número. Voronoff ficou multimilionário: tinha casa na Riviera Francesa, andava em carros luxuosos, dava banquetes e festas. Na verdade, como se constatou depois, os enxertos eram rapidamente destruídos pelo organismo do receptor. O que funcionava, como na maioria dos casos de terapia de rejuvenescimento, era a sugestão.

* * *

Quatro estratégias têm sido propostas para retardar o processo do envelhecimento. A primeira delas tem algo a ver com os trabalhos de Brown-Séquard e Voronoff: trata-se de transplantes celulares destinados a reativar determinados órgãos, usando as chamadas células-tronco. É um trabalho ainda incipiente, como incipiente é a segunda estratégia, de engenharia genética: mexer nos genes ainda é um processo sujeito a chuvas e trovoadas. A reposição hormonal tanto em homens como em mulheres – a terceira estratégia – tem sido objeto de recente controvérsia e não é isenta de riscos; a indicação deve ser feita cuidadosamente. Paralelamente a isso existe uma série de suplementos com vitaminas e outras substâncias que supostamente "rejuvenescem". Alguns desses produtos custam pequenas fortunas, e sua eficácia não está comprovada.

A coisa que tem dado mais resultado impressiona pela simplicidade: é a restrição calórica, que, verificou-se, prolonga a vida de animais de laboratório. Em seres humanos há poucas observações; sabe-se que em Okinawa, Japão, onde a dieta é tipicamente baixa em calorias, as pessoas têm 40 vezes mais chance de chegar aos cem anos. Alguém poderá dizer que não tem graça viver muito comendo pouco, mas isso é uma questão de opção.

Conclusão: viver racionalmente – dieta adequada, exercício físico, hábitos saudáveis – é a melhor forma de enfrentar os embates da velhice. É também a forma mais barata e menos perigosa. Provavelmente isso era o que Ponce de Leon encontraria escrito na fonte da juventude, se a tivesse encontrado.

COMER DEMAIS É PROBLEMA, COMER DE MENOS TAMBÉM

Dada a epidemia de obesidade que hoje assola os países mais afluentes, e também está chegando ao Brasil, pode parecer surpreendente que a magreza ainda seja causa de preocupação. Mas ela é, sim, um problema, e não apenas para as mães judias e italianas, tradicionais alimentadoras de seus filhos. Há situações em que a aversão ao alimento é doença. Que tem nome: anorexia nervosa. Acomete principalmente adolescentes do sexo feminino; estas jovens mostrarão aversão aos alimentos, recusando-os (ou vomitando). A perda de peso e a desnutrição podem ser acentuadas, e acompanhadas de amenorréia (suspensão das menstruações), de distúrbios emocionais e até de alterações corporais: os cabelos perdem o brilho, tornam-se quebradiços.

* * *

Anorexia nervosa não é coisa nova, tanto que a expressão surgiu no século XIX. Aparece com maior freqüência em certos períodos da história, períodos caracterizados, em primeiro lugar, pela relativa riqueza e abundância alimentar (claro: quando a população passa fome, não há necessidade de anorexia). Uma dessas épocas coincidiu com o início da Idade Moderna. Depois de séculos de pobreza medieval, a Europa começava, enfim, a experimentar certa prosperidade, que atingiria o auge no Renascimento, época em que as pessoas (ricas, naturalmente) se vestiam bem, moravam bem e comiam muito bem; época de grandes banquetes, freqüentemente temperados com as especiarias importadas da Ásia e do Novo Mundo. Ser gordinha era sinal de beleza, como mostram os quadros dos pintores barrocos.

Esta exibição de luxo, e de luxúria, era, do ponto de vista religioso, chocante; e a recusa ao alimento passou a ser uma espécie de mudo protesto contra a situação. Um exemplo clássico é Santa Catarina de Siena. Nascida em 1347, numa família de muitos irmãos, Catarina foi educada por uma mãe dominadora, com quem tinha uma relação conflituosa. Muito cedo começou a ter visões místicas e, a partir daí, passou a recusar o alimento e a se flagelar; estava, segundo dizia, cumprindo a vontade de Deus. Dedicou-se ao trabalho religioso, mas continuava a jejuar, e só comia (alguns vegetais e frutas) para não chocar demasiadamente as pessoas com quem convivia. A fragilidade de seu corpo antecipava uma morte precoce e, de fato, faleceu aos 33 anos.

* * *

Os casos de anorexia foram se repetindo ao longo da história moderna, previsivelmente diminuindo em épocas de guerra e de recessão econômica. Ressurgiram em escala alarmante nos anos sessenta, uma época de culto ao corpo, de narcisismo exacerbado, mas também de contestação social. E a anorexia é, de alguma maneira, uma forma de protesto. Vocês me querem magra? Então vou virar um palito. É o preço pago por algumas mulheres pelos valores, verdadeiros ou falsos, da nossa cultura ocidental. Nesse contexto, não deixa de surpreender que um dos blocos carnavalescos do Rio seja formado só de gordinhas e gordinhos: eles optam pela alegria, não pela culpa; pelo samba, não pela autopunição. O que não é de todo mau. Sambar emagrece. E é melhor emagrecer com satisfação do que com amargura.

PEQUENA HISTÓRIA DA GULA

Acabo de ler um livro muito interessante, escrito por uma autora norte-americana cujo sobrenome, pelo jeito, condicionou seu destino: Francine Prose. Boa de prosa Francine é, e o tema que aborda está na ordem do dia: a obra, cujo título é *Gluttony** (Oxford University Press), trata da gula. Faz parte de uma coleção chamada "Os Sete Pecados Capitais" (aqui no Brasil a editora Objetiva teve uma idéia semelhante).

A abordagem do assunto é principalmente histórica e literária. A autora começa mostrando que a gula nem sempre foi considerada um pecado. No Antigo Testamento não há

* Edição brasileira: *Gula*, São Paulo: Arx, 2004.

nenhuma condenação específica quanto ao exagero na comida; Adão e Eva foram expulsos do Paraíso depois que a primeira mulher comeu do fruto proibido, mas não dá para dizer que ela fez isso por imoderação alimentar. Afinal, comer uma maçã (não é esta a fruta que a Bíblia menciona, mas é nela que todo mundo pensa) não chega a ser uma grave transgressão em matéria de dieta. Por outro lado, gregos e romanos gostavam de comer bem e os festins, pelo menos entre os ricos e poderosos, eram a regra.

* * *

A ascensão do cristianismo, na Europa, coincidiu com um período de pobreza e fome. A vida era curta, brutal, desalentadora; a única coisa que sustentava os seres humanos era a esperança de uma recompensa no Céu. Em contrapartida, havia o Inferno para punir os pecados. Quais pecados? Uma lista foi elaborada, e ali estava a gula. Por uma razão facilmente compreensível: embuchar-se de comida em meio aos famintos era, no mínimo, um ultraje. Além disso, e diferente de outros pecados, a gula tem uma expressão visível: a pança. Os doutores da Igreja não deixavam de chamar a atenção para a proximidade entre o ventre e os genitais: a gula levaria à luxúria, à prática pecaminosa do sexo. Evitar o alimento passou a ser quase uma obsessão, que levava a uma "santa anorexia": religiosas, como Catarina de Siena, passavam por longos períodos de jejum que chegavam a ameaçar-lhes a sobrevivência.

Com a Renascença tudo muda de novo: surgem novas técnicas agrícolas; novas rotas de comércio. Os europeus recebem alimentos novos e tentadores, como o açúcar da cana. Gordura agora é sinal de prosperidade. Nos quadros de Rembrandt ou Rubens os magros são exceção. Magreza é mau sinal. O César de Shakespeare olha para o magro Cássio, que virá a assassiná-lo, e diz que prefere amigos gordinhos.

* * *

Atualmente estamos vivendo nova mudança de paradigma. A gula, expressa na obesidade (não são sinônimos; há obesos que comem, não por gula, mas por compulsão psíquica ou biológica), voltou a ser pecado. Não no sentido moral, mas no sentido social. Obesos, diz Francine Prose, são sujeitos à humilhação e até a insultos. Têm menos chance de conseguir emprego, pagam mais no seguro-saúde americano. A Southwest Airways passou a exigir que passageiros obesos comprem dois assentos (com direito a dois lanches, espera-se).

Dieta já é a palavra de ordem. Mas os gordinhos podem fazer isso numa boa, com a ajuda de especialistas, e sem a ameaça de queimar no Inferno. O que é, pelo menos, um consolo.

Ele, ela e o sexo

A IRRESISTÍVEL ATRAÇÃO

Segundo a lenda grega, homens e mulheres formavam criaturas únicas, os dois sexos num só corpo. E estas criaturas eram muito poderosas, tão poderosas que tentaram conquistar o reduto dos deuses. Estes então dividiram os seres humanos em duas metades, para assim enfraquecê-los. Desde então homens e mulheres buscam de novo unir-se para recuperar a unidade e a força perdidas. Queremos todos a nossa cara-metade.

Bela metáfora, convenhamos. Mas, de um ponto de vista mais realista, ficava claro que a mútua atração tinha outro objetivo, a reprodução. Gerar filhos é um imperativo biológico. Como isso acontece era um mistério. Que o homem tem esperma, e que esperma engravida a mulher, é fácil de constatar; daí em diante, contudo, tudo era especulação. A idéia corrente era de que o homem deposita sua semente no corpo da mulher como o agricultor deposita a semente na terra; esta é, pois, o elemento passivo. A iniciativa cabia ao homem, o que vinha ao encontro dos princípios de sociedades patriarcais predominantes no mundo antigo.

* * *

Essas idéias foram abaladas quando começaram os estudos acerca dos "testículos" das fêmeas, isto é, os ovários. Em 1672 Reinier De Graaf escreveu um audacioso texto em que dizia: "Tanto os animais como o homem originam-se de um ovo, não um ovo formado pela semente masculina, mas sim um ovo preexistente nas mulheres". A afirmação, como se pode imaginar, abalou consideravelmente a visão machista da reprodução e suscitou reações. Os ovos das mulheres não são mais do que obra do demônio, garantia um teólogo. Alguns médicos achavam que os óvulos não passariam de alimentos mal digeridos. As reações dos homens variavam da revolta ("É injusto dar às mulheres a honra da reprodução") ao deboche: Voltaire comparava as damas a galinhas ("Brancas na Europa, pretas na África").

A "desforra" veio cinco anos depois. Em 1677 o estudante de medicina Louis de Ham usou o microscópio (então recém-inventado) para examinar – pela primeira vez na história da humanidade – o esperma; viu lá "uma multidão de criaturinhas parecidas com peixinhos, nadando em todas as direções". Pronto: a iniciativa da reprodução voltava aos homens. O óvulo era passivo; ativos eram os espermatozóides que penetravam esse óvulo.

Mais recentemente, descobriu-se que o óvulo não é tão passivo assim. Ele é capaz de "prender" o espermatozóide; ou seja, o óvulo tem iniciativa. E isso reforçou a imagem da fêmea como perdição do macho, imagem que é ilustrada pela comparação com a viúva-negra, aquela aranha que, depois do ato reprodutivo, devora o parceiro.

* * *

Fantasia. Pura fantasia. O que existe é a mútua atração que o Dia dos Namorados celebra. Verdade que este "namorados", termo masculino, ainda lembra a antiga ascendência do homem. Mas é, cada vez mais, uma ascendência só nominal, que se desfaz cada vez que um jovem beija uma moça, enternecendo nossos corações e fazendo que o mundo se mova.

O SEXO E SUAS ESTRANHAS FANTASIAS

Disfunção sexual é uma complexa situação que tem muitas causas, algumas de natureza orgânica – déficit hormonal, por exemplo –, outras psicológicas. E estas, por sua vez, remetem ao fascinante e perturbador mundo das fantasias. Que é um mundo exclusivamente humano. Animais copulam, e pronto. Pessoas não. Pessoas transformam o sexo em uma fonte inesgotável de emoções, e também de mitos. Mitos estes que não raro se associam a mecanismos de poder. Como diz Humpty-Dumpty à Alice, aquela do País das Maravilhas: "A questão é saber quem manda". Saber quem manda, na vida sexual, não é uma questão fácil. Trata-se de um jogo de intrigas e suspeições capaz de dar inveja à CIA.

* * *

Na cultura ocidental, aparentemente é o homem quem assume o comando, no sexo e na vida. Os nomes populares do pênis já o indicam. Na gíria brasileira vários deles têm uma clara conotação agressiva: cacete, ferro, pistola, espada, bacamarte, petardo, malfeitor. As denominações para a vagina, ainda que igualmente debochadas, são menos belicosas: concha, xoxota, furna, perseguida, grutinha, tabaca, xexeca, severina. Mas tanto homens como mulheres têm fantasias em relação à genitália do outro sexo. Para as mulheres, Freud postulou uma hoje muito contestada inveja do pênis. Mas existe uma fantasia masculina mais complexa e mais intrigante. Atende pelo nome latino de *vagina dentata*, ou seja, vagina com dentes. Comparar a genitália feminina com a boca não é difícil; para começar, ambas têm lábios. Mas a boca tem dentes, e dentes lembram voracidade, um simbolismo estendido à vagina. Diz um antigo provérbio do Oriente Médio: "Três coisas são insaciáveis: o deserto, o túmulo e a vagina da mulher". Um mito ianomâmi conta que os primeiros habitantes da Terra eram um casal; na vagina da mulher nasceram dentes e ela mordeu o pênis do homem – aliás, o idioma ianomâmi usa o mesmo termo para copular e comer.

"Provavelmente não há homem que, diante da genitália feminina, escape à fantasia da castração", disse Freud. Mas não é só isso. O fato é que o corpo da mulher está associado, em muitas culturas, à tentação, ao pecado. A vagina seria o vórtice dessa tentação, um ser com vida própria comparável à serpente que induziu Eva à transgressão. Aliás, várias lendas igualam a vagina à serpente.

* * *

Essas são fantasias culturais, que encontram abrigo naquele inconsciente coletivo que, segundo Jung, todos partilhamos. A essas fantasias, cada um acrescenta as suas próprias, resultantes de conflitos não resolvidos. Mesmo porque sexo, para os seres humanos, não é apenas reprodução. Sexo é sentimento, é emoção. Sentimento e emoção podem resultar em sofrimento, um sofrimento que só a compreensão pode aliviar. Entender os conflitos ligados ao sexo é um passo importante no caminho da maturidade. E de uma vida melhor.

CASAMENTO E SAÚDE

Independentemente de todas as controvérsias sobre casamento – uma instituição que sempre deu lugar a muito bateboca –, uma coisa parecia certa: os casados teriam maior expectativa de vida. Que diminuiria bastante, aliás, quando da viuvez, o que confirmava a premissa inicial: quando as pessoas cuidam umas das outras, como acontece, ou deveria acontecer no casamento, as chances de viver mais são maiores. Sem um cuidador ou cuidadora, o interesse pela saúde e pela vida diminui e, com isso, a sobrevida.

Havia aí uma discussão do tipo o que vem primeiro, o ovo ou a galinha: as pessoas sobrevivem porque estão casadas, ou casam porque estavam destinadas de antemão a uma maior sobrevivência? Não haveria, no perfil dessas pessoas, uma atitude diferente em relação à existência que favoreceria tanto a aproximação amorosa com os outros, com uma maior disposição para o autocuidado? Questão muito difícil de responder, e à qual se associa agora um novo questionamento: será que o matrimônio é sempre bom para a saúde?

* * *

Nem sempre, dizem Janice Kiecolt-Glaser, professora de psiquiatria na Ohio State University, e Ronald Glaser (seu marido, por sinal), que é imunologista. Para esses pesquisadores, o casamento é bom – desde que não haja brigas. A discussão entre marido e mulher tem efeitos fisiológicos: eleva os níveis de dois hormônios, a epinefrina, ou adrenalina, e o cortisol. E isso, por sua vez, aumenta a pressão sangüínea. O que não é exatamente uma novidade: desde 1998 sabia-se que a pressão arterial das mulheres sobe depois de brigas com os maridos. Brigas parecem também agravar doenças como artrite reumatóide, Parkinson e Alzheimer, e até a capacidade de cicatrização de feridas. O efeito das brigas é sempre mais intenso nas mulheres.

* * *

Que conclusão deve-se tirar desses estudos? Difícil dizer. A convivência nunca ocorre sem problemas, especialmente entre marido e mulher. Há muita coisa em comum: a cama, o banheiro, os filhos, as finanças. Portanto, há muita coisa que serve como motivo de conflito.

O importante é reconhecer que o conflito é inevitável, mas a briga não é. O conflito pode ser resolvido por uma palavra que se torna cada vez mais importante em nosso mundo: negociação. No passado, esse termo era visto com aristocrático desprezo, porque lembrava negócio. Não mais. Hoje sabemos que a ausência de negociação acarreta riscos perigosos, dos quais o maior é a guerra: a guerra entre nações e a guerra conjugal, muito bem mostrada no filme *A guerra dos Roses* (*The war of the Roses*, 1989), com Michael Douglas e Kathleen Turner, em que marido e mulher transformam a casa no cenário de uma feroz luta de guerrilhas (ao final da qual ambos morrem). "Vamos falar sobre isso" talvez seja a fórmula para evitar o arranca-rabo, a elevação da adrenalina e do cortisol e um enterro precoce.

A MULHER E SUA SAÚDE

Numa época – e isso muito antes da reposição hormonal –, eram populares medicamentos que se propunham devolver a saúde à mulher, regularizando-lhe o fluxo menstrual. O que correspondia a uma clássica visão do organismo feminino. Mulher, de acordo com essa visão, era um útero com apêndices – pernas para caminhar, braços para trabalhar e uma cabeça (para ser coberta com um véu ou para carregar alguma coisa em cima, não para pensar). Mais: em certas culturas, nem mesmo o útero pertencia à mulher. Era considerado um ser com vida própria que, em determinadas circunstâncias, saía do invólucro corporal e voava até "capturar" a semente de uma criança, voltando em seguida para o estaleiro.

* * *

Doença de mulher estava ligada a essa peculiaridade constitucional. O exemplo mais significativo é o da histeria, uma palavra que vem do grego *hysteros*, útero. A mulher ficava histérica por causa do mau funcionamento uterino. Uma variante mais delicada era o "mal do amor", doença que começou a ser descrita no século XVII. Afetava mulheres jovens e belas (o caso de muitas modelos de Rembrandt, Frans Hals, Jan Steen e outros mestres holandeses), e manifestava-se por languidez, tristeza, acessos de choro, dor de cabeça, palidez e uma prostração que levava as moças a passar o dia no divã ou no leito. É claro que estamos falando da nobreza ou da classe média, porque camponesas ou trabalhadoras não podiam sofrer do "mal do amor" – tinham de dar duro. A doença era tratada com dieta, emplastros, remédios. Mas o medicamento mais adequado era o casamento. Comenta um personagem de Molière ao pai de uma jovem portadora do mal do amor: "Para os males de sua filha, o melhor remédio é um marido".

* * *

Mulher podia adoecer – mas não podia curar. Até o século XIX, a profissão médica estava praticamente vedada ao sexo feminino. Quando a Universidade de Edimburgo admitiu as primeiras alunas, a grita foi tal que a reitoria resolveu tomar providências – expulsando as jovens, consideradas culpadas de "provocação". Por esta mesma universidade formou-se o médico James Barry, que chamava a atenção por seu tipo físico delicado e era – descobriu-se quando de sua morte – uma mulher (foi enterrado como homem, para evitar o escândalo). Em Filadélfia, as mulheres optaram por criar a sua própria escola médica – malvista pelos profissionais homens, que viam nisso uma manifestação da *pestis mulieribus*, a peste das mulheres a atormentar o mundo.

No Brasil, as três primeiras médicas eram gaúchas: Rita Lobato (de Rio Grande), Ermelinda Lopes de Vasconcelos (Porto Alegre) e Antonieta Cesar Dias (Pelotas). Quando Ermelinda recebeu o diploma (em 1888, ano da abolição da escravatura), o historiador Sílvio Romero escreveu uma crônica dizendo: "Esteja certa a doutora que seus pés de machona não pisarão o meu lar". Tempos depois, Ermelinda fez o parto da mulher de Romero. Uma boa resposta para o machista. Que a esta altura não se atreveria a escrever desaforos: as moças representam a metade dos médicos formados no Brasil.

MENOPAUSA E MITOS

Há muitas lendas e crendices sobre a menstruação. Todas negativas. Para começar, mulher menstruada está "doente" – e é portadora de maus fluidos. Mulher menstruada azeda o leite e estraga os frutos ainda não maduros. Não pode passar por cima de água corrente nem ser tocada por homem. Alguém poderia pensar: se é assim, o fim das regras deveria ser recebido como bênção pelas mulheres. Mas não o é. Menopausa não é só o fim da menstruação. Menopausa é o começo da velhice. E velhice, em nossa cultura, é um tabu.

Nem sempre foi assim. No passado, idade avançada era sinônimo de experiência, de sabedoria. Os velhos eram os depositários do conhecimento. Hoje, quem faz isso é a memória do computador, operável até por um adolescente.

"Velho" passou a ser um palavrão; todo mundo quer a "nova", como nos garante a propaganda da cerveja. É por isso que as mulheres negam a menopausa. A primeira reação de muitas delas, quando cessa a menstruação, é pensar: estou grávida. Nem sempre a gravidez é bem recebida, mas seguramente é mais bem recebida que a menopausa. Que, além do estigma, se acompanha, numa porcentagem variável de casos, de calorões, mal-estar, problemas emocionais. O que se deve às alterações hormonais.

* * *

É possível, contudo, pensar na menopausa de outra maneira. É a maneira pela qual a natureza protege a mulher quando a gravidez se torna problemática. Depois, muitos dos sintomas são temporários, e tendem a melhorar, espontaneamente ou com tratamento. Estar alerta ajuda. Por exemplo: mulheres na menopausa são mais propensas a infecções vaginais e urinárias. Se as detectarem precocemente, o tratamento é fácil.

E é preciso reconhecer os mitos. A vida sexual da mulher não precisa terminar com a menopausa, ao contrário: para muitas pessoas esta é uma nova e melhor fase, sem o risco de gravidez e com a intimidade de que muitos casais gozam quando os filhos, crescidos, já não estão em casa. Um estudo feito pela Universidade de Stanford com centenas de mulheres mostrou que, para mais de 50% delas, a atividade sexual até aumentou após a menopausa.

Aumento de peso pode, de fato, ocorrer, em parte pelas alterações hormonais, em parte pela ansiedade, que aumenta a fome. Mas para isso há dieta, há exercício – e este também ajuda a combater a osteoporose. Finalmente, temos a terapia de reposição hormonal, cuja indicação agora deve ser cuidadosamente individualizada, mas funciona.

DESTINO COMUM

No que se refere a doenças, homens e mulheres diferem muito. Existem enfermidades que acometem mais um sexo do que outro. Mulheres têm mais artrite reumatóide e osteoporose, homens estão mais sujeitos a acidentes e violências. Homens têm mais febre amarela, mais cirrose hepática, mais leishmaniose, mulheres têm mais tendência à depressão.

Mesmo considerando essas diferenças, existem analogias significativas entre doenças características de um e de outro sexo, e isso é o que acontece com o câncer de mama e com o câncer de próstata. Para começar, ambas as situações são importante causa de mortalidade. Ambos evoluem de maneira semelhante (por exemplo, dando metástases ósseas).

Semelhantes são também os fatores de risco. Assim, existe uma predisposição familiar para o câncer de mama e para o câncer de próstata. Mais: famílias em que é freqüente o câncer de próstata apresentam maior prevalência de câncer de mama e vice-versa. Existem até casos de homens que têm câncer de próstata e de mama (sim, a mama masculina também pode cancerizar).

* * *

Felizmente, assim como há fatores de risco em comum, existem maneiras similares de diminuir tal risco. Tanto em homens como em mulheres o exercício físico e uma dieta pobre em gordura reduzem a probabilidade de câncer de mama e de próstata. E, nos dois casos, a detecção precoce é decisiva.

Essa detecção precoce começa por uma antiqüíssima manobra: tocar, palpar. Nisso, as mulheres levam uma dupla vantagem. As mamas são externas e elas podem fazer o auto-exame. O homem precisa se submeter (e este verbo "submeter" já fala da conotação do procedimento) ao toque retal.

* * *

O homem enfrenta um tabu. Mas a mulher enfrenta os numerosos mitos referentes ao câncer de mama: é uma doença contagiosa. É uma doença sempre letal. Só dá em mulheres com seios grandes. Só dá em mulheres brancas. Pode se espalhar, se a mulher faz uma mamografia. Pode ser causada por desodorantes (uma história muito disseminada pela internet).

Tabus e mitos são compreensíveis em doenças que têm como sede o aparelho reprodutivo: resultam de fantasias, de sentimentos de culpa. Enfrentar o problema, portanto, não contribui só para a saúde física da pessoa: contribui também para a saúde emocional. E isso é uma coisa que tanto homens quanto mulheres precisam descobrir. Para seu próprio benefício.

FALANDO EM SEXO

O leão não lê o *Kama Sutra* antes do coito com a leoa. O macaco não estuda as posições que vai adotar com a macaca. O coelho traça a coelha sem murmurar ternas palavrinhas de amor. Para os animais, sexo é fisiologia, é o equivalente a comer, a urinar. O ser humano, porém, fez nessa área um investimento emocional. Mais: a vida sexual passou a ser condicionada pela cultura. O resultado é que a relação entre homens e mulheres tornou-se mais rica. E muito mais complicada, fonte de tensões, de conflitos e de doença.

Estudando a histeria, muito comum em mulheres no fim do século XIX, Freud ouviu de seu mestre Charcot a frase que acabaria gerando a psicanálise: "C'est toujours la chose génitale", é sempre a coisa genital, é ali que encontramos a origem de boa parte do sofrimento humano. Cem anos depois, sexo continua um mistério para muitas pessoas, homens e mulheres.

* * *

Sobre sexo, há muita coisa que temos de aprender. Os filmes, os vídeos, estão aí para isso. No passado, essa função era desempenhada por aquilo que um autor francês chamou de "os livros que a gente lê com uma mão só" (adivinhem o que faz a outra mão). Lembro um deles, que nós, os alunos do Júlio de Castilho, líamos escondidos, e que falava na "grutinha do prazer" e que, para nós, era mais cheia de surpresas, e de gratificações, do que a mágica caverna do Aladim.

Mas o aprendizado tinha de parar por aí. Em algum momento as pessoas se consideravam, e se consideram, informadas sobre sexo. Não se dão conta de que o aprendizado se prolonga pelo resto da vida; e assim, por vergonha ou por temor, não falam sobre o assunto, não perguntam, não trocam idéias. Essa lei do silêncio tem sua contrapartida em termos de sofrimento. Há mulheres que simplesmente não sabem o que é orgasmo, mulheres para quem o sexo é uma penosa obrigação motivada apenas pela necessidade de ter filhos e que calam a respeito dele, por medo, por vergonha.

* * *

E, no entanto, é preciso falar. Mais do que nunca é preciso falar. Não se trata apenas do convencional "Foi bom para você?", uma pergunta que remete apenas ao desempenho – e desempenho, no caso, é apenas um dos componentes do problema. Trata-se, na verdade, de um processo de descoberta recíproca, que às vezes tem de partir de coisas muito elementares.

É difícil? Claro que é difícil. As relações entre seres humanos não raro são difíceis. Mas o resultado é sempre compensador. Cada casal pode escrever o seu próprio *Kama Sutra*. Não haverá editores para todos, mas sempre será uma obra de arte.

SEXO: MITOLOGIA E VERDADE CIENTÍFICA

Segundo uma lenda grega, homens e mulheres formavam uma única entidade. Seres tão poderosos que tentaram conquistar o Olimpo, morada dos deuses. Estes, em represália, dividiram-nos em dois; desde então, homens e mulheres buscam novamente se unir para recuperar a antiga força. Poética versão do surgimento dos sexos e do amor. O certo, porém, é que as diferenças sexuais, constatáveis na própria morfologia corporal, foram gerando padrões culturais. Isso se traduz até na linguagem cotidiana. Mulheres constituem o sexo frágil, o sexo oposto – oposto a quê?, pergunta, com carradas de razão, a escritora e *scholar* inglesa Dorothy Sayers.

Há uma mitologia do sexo. Os mitos, histórias fantasiosas e apócrifas que passam de geração em geração, são formas de explicar os fenômenos naturais. Por óbvias razões, a mitologia do sexo é particularmente rica. Um dos mais antigos mitos, difundido na região que hoje conhecemos como Oriente Médio, e que foi importante berço da civilização, é o da Grande Mãe. À mentalidade dita primitiva impressionava o fato de que, periodicamente, o corpo da mulher aumentava de volume e ela dava à luz uma criança, sobretudo porque não era evidente a conexão entre sexo e procriação, eventos separados no tempo. A mulher tinha assim um poder misterioso, talvez por portar dentro de si o útero – visto em muitas culturas como ser autônomo, capaz de sair do corpo e capturar a semente de uma criança. A figura da Grande Mãe inspirou a arte primitiva; figurinhas de barro, de pedra ou de marfim, datando de vinte mil anos atrás, são muito comuns entre os museus. Impressionam pelos grandes seios e as largas cadeiras, o que configurava um ideal de beleza voltado para a reprodução: mulher com bacia larga significava gravidez com menor chance de complicação e mamas abundantes simbolizavam a lactação assegurada.

* * *

O homem surgiu mais tarde na mitologia: por volta de 10.000 a.C. É nessa época que, com a chegada dos povos semitas ao Oriente Médio, a sociedade deixa de ser matriarcal para tornar-se patriarcal. Eram tribos nômades, freqüentemente guerreiras; e o novo enfoque ajustava-se melhor a seu estilo de vida.

A narrativa bíblica é um clássico exemplo da drástica mudança. Para começar, não temos mais deusas; temos um Deus único, que não é representado sob a forma de imagens (a lei mosaica proíbe-o expressamente), mas é claramente uma figura masculina – mais tarde retratada (por Michelangelo, por exemplo) como um senhor idoso, de longas barbas e expressão severa. Esse Deus cria os seres humanos e começa, claro, pelo homem, por Adão. Mas depois se dá conta de que "não é bom que o homem esteja só" e cria, a partir da costela de Adão, a mulher. A costela, aliás, é um osso particularmente humilde: diferente do esterno, que é um, as costelas são várias, relativamente pequenas e frágeis. Os intérpretes das Escrituras viriam a enfatizar tais detalhes, extraindo deles uma advertência moral ao sexo feminino. Mesmo porque, no relato bíblico, a mulher vem a se tornar a agente da tentação, induzindo Adão ao pecado, o que acarreta a expulsão do Paraíso.

Na antiga Mesopotâmia a transição dos mitos é ainda mais evidente. Durante milênios, a grande divindade era a deusa Nammu, que havia gerado o Céu e a Terra. Mais adiante surge o deus-herói Marduk, que mata Nammu e usa seu corpo como matéria-prima para fazer o Céu.

* * *

Na Grécia Clássica, por volta do quarto século a.C., nasce aquilo que podemos chamar de embrião da moderna ciência, por intermédio de Aristóteles e Hipócrates, este o Pai da Medicina. O corpo humano é observado (se bem que a dissecção anatômica só surgiria muito depois) e chega-se a duas conclusões.

Primeira: em termos de órgãos sexuais, a mulher é uma espécie de réplica do homem – vagina equivalendo ao pênis – com a diferença de que sua genitália está embutida no corpo. Segunda, e esta é uma idéia aristotélica, o ingrediente ativo na fecundação seria o sêmen. A mulher seria um recipiente passivo, tal como a terra que recebe a semente. No começo da Era Moderna o sexo frágil recuperou um pouco de dignidade quando, com a introdução do microscópio, foi descoberto o óvulo. Logo em seguida, porém, descobriu-se o espermatozóide, e aí a partida ficou empatada.

* * *

Momentaneamente, claro. Porque o fato biológico permanecia: é a mulher que engravida, que dá à luz, que amamenta, e isso é um fator limitante para sua ação na sociedade. Biologia seria portanto destino, mesmo nos novos tempos trazidos pela Revolução Francesa de 1789, com seus ideais de igualdade, liberdade e fraternidade. O próprio Sigmund Freud, que corajosamente tratou de desvendar o enigma do inconsciente, era influenciado pela mentalidade vigente, como se vê por sua teoria da "inveja do pênis", que, segundo ele, afligiria o sexo feminino. Freud viveu a rígida era vitoriana: considerava-se então que a principal função sexual da mulher era servir ao homem. Claro que as mulheres pagavam um preço alto por isso; era a época da histeria, do "ataque de nervos" feminino, que Freud conhecia bem: foi estudando as histéricas que começou a esboçar suas teorias. Mas a famosa pergunta que formulou – "O que quer uma mulher?" – mostra que suas próprias dúvidas não tinham sido inteiramente esclarecidas.

* * *

Escândalo quase igual ao da obra freudiana causou o relatório elaborado por Alfred Kinsey nos anos quarenta e cinqüenta do século passado, mostrando, com base em milhares de questionários, a hipocrisia sexual reinante na sociedade americana. Esse trabalho abalou a clássica imagem da família nuclear estável e feliz. Havia infidelidade, havia homossexualismo disfarçado, havia as visitas a prostitutas. É claro que o relatório era imperfeito, como o foram os estudos de Masters e Johnson sobre a fisiologia do orgasmo. Mas todo conhecimento colabora para desfazer os mitos e chegar à verdade. Homem e mulher não são as metades separadas de um ser poderoso, mas podem viver como "caras-metades". A honestidade é para isso uma precondição básica.

A IMPOTÊNCIA NO TRIBUNAL

"A idade provecta tem algumas vantagens", garantia um aristocrata inglês do século XVIII. "Por exemplo: terminam as exigências do sexo."

Pode ser que para algumas pessoas as "exigências do sexo" sejam aflitivas. A maioria dos homens afirmará, contudo, que ter relações sexuais é uma coisa muito boa, e que o motivo de aflição é, não o desejo, mas a falta deste. Mais do que isso, houve época em que a impotência era motivo mais que suficiente para levar um pobre coitado ao tribunal. É o que nos conta o historiador Pierre Darmon num inacreditável livro que leva por título *Le tribunal de l'impuissance**, o tribunal da impotência.

* Edição brasileira: *O tribunal da impotência: virilidade e fracassos conjugais na Antiga França*, Rio de Janeiro: Paz e Terra, 1988.

* * *

A impotência não aflige unicamente o homem. Também a mulher sofre suas conseqüências, especialmente quando o casamento é indissolúvel e quando vige o preceito bíblico do "crescei e multiplicai-vos". Os conflitos nascidos da incapacidade masculina para cumprir os chamados deveres conjugais logo ultrapassam o âmbito da alcova e vão, conta-nos Darmon, parar no tribunal. Já no século XVII, o jurista francês Vincent Tagereau enumera as três condições para a potência: ereção, penetração e emissão (do sêmen). Faltando qualquer uma delas, estabelece-se o veredicto de impotência. O número de processos judiciais cresce, chegando a 10 mil na França do século XVIII. Ao contrário do que se poderia supor, as mulheres não hesitam em formular acusações. A jovem Magdeleine Pigousse pede divórcio de seu marido, um homem de 65 anos, cujo advogado retruca, indignado: "Mas o que podia ela esperar de um homem idoso?" Já o advogado de Marie Magdeleine Mascranni queixa-se de que sua cliente foi obrigada "a assaltar repetidamente seu marido, incapaz de acender nela o fogo da paixão".

Os acusados se defendem como podem. Alegam doenças as mais variadas (num caso, o réu alegou que tivera indigestão após comer enguias). Depois da argumentação vinha a "prova", que consistia no exame da genitália e na reação do acusado a uma "visita feminina" (não a da esposa, claro). O processo chegava a seu ápice com o "congresso", que era, pura e simplesmente, um coito ou uma tentativa de, realizada na presença de *experts*. E que era antes uma batalha, o homem se queixando de que a mulher procurava bloqueá-lo, ela protestando contra a brutalidade do marido.

* * *

Coisas do passado? Dentro do meu exemplar de *Le tribunal de l'impuissance*, guardei um recorte de jornal de fevereiro de 1993. "Medidor de ereção é pivô de disputa na justiça" é o título da matéria que dá conta de um teste usado em tribunais americanos com o pletismógrafo. Esse instrumento consta basicamente de um manguito de borracha (tipo aparelho de pressão) que, colocado no pênis, registra o intumescimento do órgão. O "réu" é então colocado diante de gravuras eróticas. No caso, tratava-se de diferenciar se o acusado tinha inclinações hetero ou homossexuais. Mas, ao fim e ao cabo, era uma avaliação de sua potência. Os tempos passam. Os preconceitos continuam.

CIÚME: O NORMAL E O PATOLÓGICO

"O monstro de olhos verdes" é a expressão que Shakespeare usa em *Otelo* para designar o ciúme (e também para a inveja, em *O mercador de Veneza*: ciúme e inveja são farinha do mesmo saco). Expressão intrigante. Por que haveria o ciúme de ter olhos verdes? Segundo alguns autores, Shakespeare estaria aludindo à icterícia, situação na qual os olhos ficam amarelados ou amarelo-esverdeados. E, assim como os ictéricos vêem o mundo amarelo, ou amarelo-esverdeado, os ciumentos só enxergam as suspeitas de seu ciúme.

Olhos verdes, então. E monstro? O ciúme é, ou pode ser, monstruoso – criminoso? Infelizmente, sim. Sabe-se que o ciúme é o motivo mais freqüente de homicídio ocorrendo em casais. E não se trata só do ciúme. Aquele outro monstro de olhos verdes, a inveja, também pode ser mortal (não falamos de uma "mortal inveja"?). A inveja levou Caim a matar Abel. Atrás dessas figuras simbólicas, escondia-se um arcaico conflito. Caim era lavrador, Abel era pastor – e é antiga a rivalidade entre lavradores e pastores. Ao se deslocarem com seus rebanhos, não raro os pastores destruíam as plantações. Daí para a briga era um passo.

* * *

Nem todos os autores acham que o ciúme é patológico. David M. Buss, professor na Universidade do Texas e autor de um livro chamado *A paixão perigosa** recorre à psicologia evolutiva para dizer que o ciúme é um mecanismo darwiniano de sobrevivência do mais apto (Darwin está de novo em alta nas ciências biológicas). A fêmea, diz, tem certeza de que a cria gerada é dela; o macho, não. E o macho precisa assegurar-se, até por instinto, de que está prolongando a sua progênie, que seus genes terão continuidade. A fêmea, de outra parte, precisa do macho para cuidar dessa mesma progênie.

Pode ser. Mas seres humanos não são, exclusivamente, criaturas da natureza. Os seres humanos desenvolvem uma cultura, e são por ela condicionados. A questão da progênie não é tão fundamental: com os casais se desfazendo, e se refazendo, constantemente, há muita gente cuidando dos filhos de outros. E cuidam como se fossem seus próprios filhos. Altruísmo, generosidade, também existem. Um pouco de ciúme seguramente é normal – pode até ser sinal de amor, segundo a sabedoria popular. E também não deve ser temido, o que dá origem à fobia, à zelofobia, que é o medo de ter ciúme.

* Rio de Janeiro: Objetiva, 2000.

Mas o ciúme patológico é outra coisa. Aí estamos diante da chamada Síndrome de Otelo. A expressão foi criada pelo médico inglês John Todd, que pelo visto gostava de literatura – ele também descreveu a Síndrome de Alice no País das Maravilhas, que ocorre em pessoas com distorção da imagem corporal (lembrando: no início do livro Alice espicha e encolhe alternadamente).

Ciúme é coisa para ser entendida, discutida, elaborada entre as pessoas ou, se necessário, com a ajuda do terapeuta. A peça de Shakespeare, que é uma tragédia, termina muito mal. Nós temos meios, emocionais e culturais, para chegar a um final mais feliz.

Filosofando

PODER, PODE. MAS SERÁ QUE DEVE?

A *Folha de S.Paulo* divulgou matéria, elaborada sob orientação de médicos, com perguntas e respostas sobre os problemas que mais afligem as pessoas quando buscam ajuda dos doutores. Uma das questões era: pode a pessoa verificar o resultado dos exames solicitados pelo profissional? Indagação com muito fundamento, aliás: todo o mundo sabe que laboratórios, serviços de radiologia e outros fornecem laudos em envelopes fechados. No passado, alguns desses envelopes até continham uma advertência: "Para ser aberto somente pelo médico". Mas os tempos mudaram, e, como diz a matéria, a pessoa pode, sim, checar o resultado: o exame pertence, em primeiro lugar, ao paciente.

* * *

Mas abrir o envelope não é um ato de rotina, como é abrir a correspondência. Conferir o resultado de um exame é coisa que não se faz sem ansiedade. O que está ali não é apenas uma informação, é um veredicto: estou doente, estou sadio, tenho um pequeno problema, tenho uma doença grave. E o transe se torna ainda mais difícil por causa da linguagem em que estão redigidos os laudos e os resultados. "Células atípicas", isso é bom ou ruim? Os eosinófilos do hemograma estão aumentados – o que são esses tais de eosinófilos? E o que são esses leucócitos no exame de urina?

Obviamente os exames não poderiam ser redigidos de outra maneira: essa linguagem, aparentemente cifrada, é a corrente na comunicação médica. É um pouco diferente do que acontece com as bulas que, estas sim, teoricamente, estariam ao alcance tanto de profissionais quanto do público em geral. E mesmo as bulas são, não raro, motivo de preocupação, com todas aquelas advertências sobre problemas colaterais. Que às vezes ocorrem mesmo.

* * *

A imensa maioria dos exames realizados tem resultado normal. Isso é até motivo de controvérsia para os administradores de saúde: se tantos exames são normais, isso não significa que foram pedidos desnecessariamente, a um custo não pequeno? Quem sabe a evidência clínica teria sido suficiente para afastar o diagnóstico de doença? Muitos médicos dirão que a função dos exames é exatamente essa, ampliar a sensibilidade da detecção clínica. E os próprios pacientes exigem exames.

Nem sempre o envelope do exame é o equivalente da caixa de Pandora, aquela que, na mitologia, estava cheia de seres horrendos e ameaçadores e, uma vez aberta, não podia mais ser fechada. O diabético, por exemplo, sabe interpretar tranqüilamente o resultado de sua glicemia. E um adulto deveria conhecer sua taxa de colesterol tão bem quanto conhece a placa do próprio carro. Quando, porém, se trata de território desconhecido – uma biópsia, o laudo de um exame radiológico feito pela primeira vez –, o melhor é abri-lo junto ao médico. Na maior parte das vezes isso terminará com um suspiro aliviado. Em geral, e apesar dos exames, a vida continua.

A ESPERANÇA COMO PRINCÍPIO

Há uns anos, numa sala de espera de um aeroporto norte-americano, encontrei um colega médico, que tinha vindo aos Estados Unidos para tratar um câncer e agora regressava a Porto Alegre. Seu estado era lamentável, mas ele estava radiante: a doença fora completamente erradicada, agora começava vida nova. Poucos meses depois estava morto.

Há duas maneiras de avaliar esse relato. A primeira: não adianta se iludir, a morte é o desfecho inevitável. A segunda: esse homem morreu, e talvez tenha morrido sofrendo muito, mas pelo menos teve um interlúdio, ainda que breve, de felicidade, um momento de animadora crença. Dependendo do tipo de pessoa que somos, escolheremos entre a primeira e a segunda alternativa, o que também corresponde à clássica divisão entre aqueles que enxergam o copo meio cheio e os que o vêem meio vazio. O que nos ajuda mais: o otimismo, ainda que ilusório, ou o pessimismo realista? Eu diria que uma combinação dos dois é a melhor resposta: otimismo, sim, mas moderado por uma boa dose de realidade. Ou seja: esperança.

* * *

O princípio esperança é o título que o filósofo alemão Ernst Bloch deu a uma obra famosa. A esperança de que fala Bloch não é ilusão; apóia-se na realidade, inclusive na realidade de um desenvolvimento científico que tem superado enormes obstáculos. Por outro lado, pesquisas têm mostrado que o prognóstico de doenças graves é melhor naquelas pessoas que acreditam, que têm fé, do que nos céticos, nos descrentes. Como isso funciona, não sabemos bem, mas certamente deve ser por meio de uma mobilização das defesas orgânicas por via hormonal. Aquilo que os médicos buscam com o tratamento é proporcionado pela mente (pelo espírito, se vocês quiserem) e de forma mais natural. A precondição para isso é uma firme crença na vida: na vida atual ou na vida futura, esta sendo artigo de fé para a maioria das religiões.

* * *

Mas crença não basta. É preciso lutar por aquilo que se acredita. Lutar, no caso de uma doença, significa enfrentar uma cirurgia, ou tomar uma medicação desagradável, ou submeter-se com paciência à fisioterapia. Os motivos que nos levam a isso não importam muito. Pode ser a disposição para a luta. Pode ser a disciplina. Ou pode ser a raiva.

Raiva, sim. Raiva de nossa própria apatia, de nossa incapacidade para enfrentar o desafio. O poeta Dylan Thomas pediu a seu pai, gravemente doente: "Do not go gentle into that good night... / rage, rage, against the dying of the light". Ou, na excelente tradução de Ivan Junqueira: "Não entres nessa noite acolhedora com doçura... / Odeia, odeia a luz cujo esplendor já não fulgura". A "noite acolhedora" é a morte, para a qual nos conduz o nosso desânimo, a nossa desesperança. Mas contra isso é preciso se rebelar. É uma rebeldia que muitas vezes nos trará de volta à vida.

* * *

A esperança como princípio, o auto-esforço como meio, a vitória (sobre nossas limitações) como fim. Uma fórmula que serve para a doença, e serve para a vida em geral.

POR QUE COMIGO?

Doenças, acidentes, eventos traumáticos em geral são acompanhados de temor e de perplexidade, uma perplexidade que se traduz na clássica pergunta: por que isso teria de acontecer logo comigo?

A indagação é sempre a mesma, mas os tons de motivação variam. Às vezes a pergunta tem a conotação de culpa: alguma coisa eu fiz de errado. E aí surge outra e inquietante questão: qual foi o erro cometido? E o erro cometido pode ser qualquer coisa: da mais trivial à mais grave. Em *A morte de Ivan Ilich*, a bela novela de Leon Tolstoi, acompanhamos a agonia do protagonista, um bem-sucedido e arrogante advogado que tem uma enfermidade fatal. Lá pelas tantas ele chega à conclusão de que tudo foi o resultado de ter batido com o ventre em uma mesa. Não há a menor lógica nesse raciocínio, mas ele pelo menos proporciona uma explicação, e o paciente necessita desesperadamente de uma explicação.

* * *

Que às vezes pode ser francamente paranóica. É o caso da pessoa doente que se julga vítima de uma maldição, de um feitiço. E o pior é que esse tipo de temor pode gerar conseqüências. O fisiólogo americano Walter Cannon estudou no Haiti o fenômeno conhecido como a morte vudu. Pessoas que se julgavam alvo desse feitiço muitas vezes morriam (de ataque cardíaco, em geral) por causa do estresse desencadeado pelo pavor.

Por último, e mais importante, o questionamento pode ser feito de forma equilibrada, serena. Diante da vicissitude, a pessoa reexamina sua história de vida, em busca de erros, de equívocos. Que muitas vezes podem ser corrigidos; muitos deixam de fumar quando aparecem os primeiros sinais de doença pulmonar ou cardíaca. Outras vezes já é pouco o que se pode fazer, mas ainda assim a lição pode ser transmitida a outros. Ou seja: quando a pergunta "Por que isso aconteceu comigo?" faz parte de um processo de auto-investigação, sem culpa, sem paranóia, ela sempre deve ser feita. Entender-se a si próprio é a expressão maior de nossa humanidade.

NOSSA AMIGA, A DOR

Quando, na Bíblia, Deus resolve castigar Eva pela transgressão, é com a dor que o faz: "Entre dores darás à luz teus filhos". Dor é, assim, associada a castigo, a punição, e não é de admirar que os flagelados tenham escolhido a dor de chibatadas para expiar seus pecados. Mesmo o admirável Montaigne, considerado um estóico, admitia preferir o sofrimento espiritual à dor corporal: para ele, cólica renal – que de fato produz uma dor muito intensa – é justificativa para o suicídio, uma afirmativa que qualquer urologista consideraria exagerada, para dizer o mínimo. O certo é que as pessoas não gostam de sentir dor; analgésicos são remédios prescritos há muito tempo. O ópio é conhecido desde a Antigüidade, a aspirina tem mais de 150 anos. Uma das razões para o incremento da cesárea, sobretudo em nosso meio, é exatamente isso, evitar a dor que faz parte do legado de Eva.

* * *

Se sentir dor é ruim, não sentir dor é bom, certo?

Errado. Ausência de dor pode ser um sinal de alarme e até de doença. A hanseníase ou lepra manifesta-se por anestesia da pele, conseqüente à lesão de nervos pelo bacilo causador da enfermidade. Problemas neurológicos às vezes também se caracterizam pela anestesia. O exemplo mais curioso, e perturbador, é uma rara situação conhecida como analgesia congênita: são pessoas que, desde o nascimento, não sentem dor. Uma dessas pessoas ganhava a vida exibindo-se num circo: perfurava-se com alfinetes sem exibir o menor sinal de desconforto. Mas analgesia congênita não é brincadeira. Essas pessoas muitas vezes queimam-se sem sentir, ou sofrem fraturas ou se lesionam de maneira grave. Ou seja: a falta de dor é um risco para a integridade corporal e para a saúde.

* * *

A dor é uma linguagem – uma linguagem que o corpo usa para dizer à consciência que algo não está bem. Se um homem de meia-idade acorda no meio da noite com uma dor no peito, está recebendo um sinal de advertência: é melhor procurar um médico. Numa situação menos extrema, a dor que sentimos ao praticar exercício físico (sobretudo se não estamos habituados a isso) também nos informa que talvez estejamos passando dos limites, exigindo de nosso organismo mais do que ele pode dar. Passou a época em que esse sofrimento era considerado normal. Normal é se sentir bem. Normal é, também, não ignorar a dor. Os astecas tinham um deus chamado Xipe Totec que gostava tanto de sentir dor que se esfolava todo. Mas o que serve para um deus não serve para o comum dos mortais. Que farão muito bem interpretando a dor como um pedido de socorro do corpo.

O SOFRIMENTO DOS PÉS

No processo de evolução humana, houve um instante transcendente: aquele em que o nosso ancestral adotou a posição bípede. Com isso, as mãos ficaram livres para atividades tais como colher frutas, fabricar utensílios, cultivar a terra. Simultaneamente, o cérebro aumentou de volume. Surgia o *Homo sapiens*, que seria também o *Homo faber*. Um salto gigantesco, portanto.

Mas um preço tinha de ser pago por isso, em termos corporais. Porque o nosso esqueleto, como o de outros mamíferos, não foi desenhado para andar ereto. A coluna sofre – e daí as dores nas costas, as lombalgias. Os joelhos também: surge a artrose. E, finalmente, os pés também arcam com sua cota de sacrifício.

* * *

Na lista descrita, os pés ficaram em último lugar. Não por coincidência. Os pés são um símbolo de humildade. Pés e mãos já foram parecidos, mas a mão evoluiu, ficou aristocrática, esqueceu que um dia pisou a terra. As mãos manejam os talheres, as mãos criam obras de arte, as mãos acariciam o rosto da amada ou do amado. Há mil poemas celebrando as mãos, mil quadros, mil esculturas, mas alguém já viu os pés cantados em verso? No Novo Testamento, Jesus lava os pés dos apóstolos – um ritual que o Papa repete na Semana Santa –, mas o faz exatamente para mostrar que até o Filho de Deus é humilde.

E já que falamos nas Escrituras é bom lembrar o sonho de Nabucodonosor, no Livro de Daniel. Em sonhos, o monarca vê uma estátua gigantesca, cuja cabeça era de ouro, o peito e os braços, de prata, as pernas, de ferro – e os pés, de barro. Cada parte dessas, explica o profeta, alude a um reino; e o reino correspondente aos pés de barro é um reino fraco, que compromete a estabilidade do todo. A expressão "gigante com pés de barro" é sinônimo de grandeza sem base.

* * *

É claro que os pés ganharam alguma proteção: o calçado. Mas este não raro se transforma em uma fonte adicional de problemas, gerando calosidades e deformações. Os pés sofriam até por causa dessa estranha paixão humana, o fetichismo. Na China, os homens exigiam que as mulheres tivessem pés diminutos. Aos 5 ou 6 anos, as meninas começavam a ter os pés amarrados, para que estes não crescessem. Um processo dolorosíssimo, que às vezes acarretava até gangrena.

A nossa época, que reconheceu os direitos humanos, reconhece também os direitos dos pés. Que direitos são esses? Direito a um calçado confortável, direito ao descanso, direito a tratamento quando necessário: a podiatria tornou-se uma especialidade. É apenas uma compensação por milhões de anos de sofrimento.

LITERATURA COMO TRATAMENTO

Literatura serve para muitas coisas. Serve para informar, serve para divertir – e serve também para curar ou, ao menos, para minorar o sofrimento das pessoas. Duvidam? Pois então fiquem sabendo que desde 1981 existe nos Estados Unidos uma Associação Nacional para a Terapia pela Poesia, cuja finalidade é o uso da literatura para o desenvolvimento pessoal e o tratamento de situações patológicas. A associação edita o *Journal for Poetry Therapy*, realiza cursos e confere o título de especialista em biblioterapia. O biblioterapeuta trabalha em hospitais, instituições psiquiátricas e geriátricas, prisões. O método é relativamente simples: ele seleciona um poema, um conto, um trecho de romance que é lido para a pessoa. A resposta emocional desta é então discutida.

* * *

E respostas emocionais a textos podem ser muito intensas. Exemplo eloqüente é *Werther*, de Goethe, cujo jovem personagem se suicida. A publicação da obra suscitou uma onda de suicídios por toda a Europa, coisa que até hoje é evocada quando se discute a veiculação de notícias similares pela mídia. O mecanismo básico que aí funciona é o da identificação, algo que começa muito cedo. Bruno Bettelheim mostrou que os contos de fadas exercem um papel importante na formação do psiquismo infantil, não apenas fornecendo modelos com os quais a criança pode se identificar, como também provendo uma válvula de escape para as tensões emocionais. Na adolescência, os modelos passam a ser outros. E houve época em que os jovens aprendiam a fazer sexo com a literatura conhecida como pornográfica (lembrança pessoal: jovens do Colégio Júlio de Castilhos devorando as páginas suspeitosamente amareladas de um velho livro cujo título não recordo, mas que falava na "grutinha do prazer"). E, no século XIX, eram os grandes romances – aqueles de Balzac, por exemplo – que ensinavam as pessoas a viver. Esse papel foi assumido pelo cinema e pela TV, mas a proliferação das obras de auto-ajuda mostra que as pessoas continuam acreditando em livros como guias para a saúde e para a cura.

* * *

Por último, mas não menos interessante, a literatura é importante como fator de estabilidade emocional para os próprios escritores. A associação entre talento e distúrbio psíquico é antiga. Aristóteles já observava que o gênio com freqüência é melancólico. Shakespeare dizia que se associam na imaginação o lunático, o poeta e o amante, o que tem contrapartida no dito popular: "De poeta e de louco todos nós temos um pouco". Kay Redfield Jamison, professora de psiquiatria na Universidade Johns Hopkins, estudou a vida de numerosos poetas e escritores, concluindo que há "uma convincente associação, para não dizer real superposição", entre temperamento artístico e distúrbio emocional ou mental (doença bipolar, no caso). Nessas condições, escrever pode ser uma forma de descarregar a angústia e de colocar (ao menos no papel) ordem no caos do mundo interno. Porque a palavra é um instrumento terapêutico, é o grande instrumento da psicanálise. E a palavra escrita tem a respeitabilidade, a aura mística que cerca textos fundadores de nossa cultura, como é o caso da Bíblia. Kafka dizia que era um absurdo trocar a vida pela escrita. Mas ele também reconhecia que sua própria vida era absurda e, nesse sentido, estava optando por uma alternativa com potencial para redimi-lo.

Não precisamos chegar ao extremo de um Kafka. Toda pessoa se beneficiará do ato de ler e de escrever. É terapia, sim, e é terapia prazerosa, acessível a todos. O que, em nosso tempo, não é pouca coisa.

VIDA: AS CICATRIZES

Cicatrizes colocam dois tipos de situações. Uma é o aspecto físico: há cicatrizes que são feias, deformantes; há cicatrizes exuberantes, os chamados quelóides (e algumas pessoas têm propensão a formá-los). Mas existe outro aspecto, tão ou mais importante do que esse: o aspecto psicológico. A cicatriz é a marca de um passado, faz parte de nossa história – como a tatuagem, com a diferença de que a tatuagem resulta da vontade expressa da pessoa, mesmo que depois ela se arrependa disso.

A cicatriz, não. A cicatriz lembra-nos constantemente de algo que nos aconteceu de forma inesperada. Um acidente. Um problema de pele – a acne, que é particularmente penosa para adolescentes. Câncer de mama, seguido de mastectomia (e hoje há especial cuidado com a cicatriz da operação). Em suma, as feridas da existência ali estão, a lembrar a nossa passada, presente e futura fragilidade.

* * *

Não é de admirar que muitas pessoas sofram por causa de suas cicatrizes. No limite, esse sofrimento configura um problema emocional, transtorno dismórfico corporal, definido como a preocupação com um detalhe da aparência física, detalhe que pode ser imaginário ou real, neste último caso gerando uma preocupação excessiva, doentia. Os quadros mais comuns envolvem defeitos faciais, perda de cabelo, rugas, cicatrizes, marcas vasculares e, naturalmente, as cicatrizes, sobretudo no rosto.

O desconforto pode levar essas pessoas a evitar contato com outros, às vezes abandonando o trabalho. Alguns cobrem ou removem os espelhos. Tentam também disfarçar o que caracterizam como defeito, deixando crescer a barba, por exemplo. Fidel Castro não tem cicatriz, mas tem um queixo pequeno, e essa seria a razão, segundo se diz, pela qual teria a legendária barba.

* * *

Mas existe a situação oposta: pessoas que se orgulham de suas cicatrizes. Mark Twain, que além de grande escritor era também grande viajante, registrou em seus diários interessante relato a esse respeito. Ele visitou Heidelberg, cidade universitária da Alemanha, numa época em que duelos eram uma forma comum pela qual os estudantes resolviam suas rivalidades. Aqueles que eram feridos retornavam ao salão onde se realizavam os "acertos de contas" tão logo eram liberados pelo hospital; vinham ainda com os curativos e as ataduras, que se tornavam motivo de orgulho, como motivo de orgulho eram as cicatrizes que se formariam depois.

Mais do que isso, conta Twain, continuavam traumatizando a pele, inclusive colocando irritantes, de modo que a ferida curasse mal e deixasse uma cicatriz o mais feia possível. Alguns estudantes tinham várias cicatrizes, transformando o rosto numa espécie de grotesco mapa. Essas cicatrizes, prova de honra, teoricamente liberariam o estudante de mostrar sua coragem em outros desafios; mas eles preferiam a luta.

Bismarck, que depois seria chanceler da Alemanha, participou em 22 duelos no curso de um único verão (e depois governou com uma energia que o tornou conhecido pelo apelido de Chanceler de Ferro). Não por nada o roqueiro Brad Jordan adotou o apelido do famoso gângster americano, Scarface, Face com Cicatriz. Um de seus álbuns chama-se *Untouchable,* Intocável. Para quem valoriza uma cicatriz, parece um paradoxo.

A FÉ E A CURA

O Natal é uma celebração da fé. Dessa fé que move montanhas – e cura doenças. A trajetória de Jesus é pontilhada por episódios assim: doentes que milagrosamente se recuperam, mortos que retornam à vida. O cristianismo incorporou a tradição de curas milagrosas: elas celebrizaram numerosos santos. Aliás, isso não acontece só com o cristianismo; é uma característica de muitas outras religiões. O temor à doença é tão difundido quanto a fé, e a superposição das duas coisas não surpreende.

Durante muito tempo um fosso profundo separou a crença religiosa da ciência, inclusive da ciência médica. Os doutores sempre foram tradicionalmente céticos em relação a curas desse tipo; queriam evidências sólidas, concretas, se possível baseadas em números.

* * *

Isso pode estar mudando, como sugere um artigo recentemente publicado na revista *Newsweek* examinando a relação entre fé e cura. Pesquisadores sérios estão agora investigando o que existe de verdade científica nos relatos. E os resultados começam a aparecer nas tabelas estatísticas que instrumentam a chamada medicina baseada em evidências.

Qual a evidência de que freqüentar uma igreja prolonga a vida? Resposta: é uma evidência persuasiva. Qual a evidência de que a prática religiosa detenha a progressão do câncer? Resposta: há escassa evidência disso. Mas, de outra parte, a expectativa de vida daqueles que vão à igreja uma vez por semana é, em média, de 82 anos; daqueles que não vão nunca à igreja é de 73 anos.

Milagre? Não propriamente. Os cientistas demonstram que a prática religiosa exerce efeitos muito visíveis no organismo. Fazer uma prece, por exemplo, aumenta a atividade cerebral em certas áreas.

Agora: rezar pelos outros melhora a saúde deles? Um estudo feito na Duke University diz que não. Pacientes submetidos a cateterismo e angioplastia, procedimentos cardiovasculares complexos e não isentos de risco, foram divididos em dois grupos. Por um grupo havia pessoas rezando, pelo outro grupo, não. Os resultados foram similares nos dois grupos.

* * *

Uma coisa parece certa: a religião está associada com hábitos sadios. É mais fácil para uma pessoa religiosa fazer exercício físico, deixar de beber ou de fumar. É a religião que faz isso – ou existe um perfil psicológico comum ao religioso e ao sadio? O que vem primeiro, a galinha ou o ovo, a fé ou aquele impulso vital que leva às práticas de saúde?

Essa é uma questão que ainda precisa ser respondida. De outra parte, a crença nem sempre é benéfica. Há pacientes que deixam de se tratar para recorrer à religião. E há pacientes que vêem sua doença como um castigo divino, o que piora seu prognóstico.

Enfim: por razões que ainda não entendemos bem, mas que em breve poderão ser esclarecidas, a fé ajuda os pacientes. A fé do paciente e o tratamento prescrito pelo médico não são excludentes. Como diziam os soldados de antanho: "Louva a Deus, mas passa a munição". A munição, no caso, são os recursos da medicina moderna. Aos quais a crença bem pode se associar.

TERAPIA E FANTASIA

No engraçado *Tratamento de choque* (*Anger management*, 2003) o genial Jack Nicholson faz o papel de um terapeuta tão extravagante que chega a causar dúvidas no espectador: não será, o próprio terapeuta, um maluco? O filme tem uma resposta, meio forçada, que aqui não vem ao caso. O importante é constatar que "terapia" e "extravagância" não raro andam juntas, e há muito tempo: no final da Idade Média, havia um método "cirúrgico" de tratar a loucura, que consistia em agarrar à força o pobre maluco, praticar uma incisão no couro cabeludo e depois mostrar uma pedra, supostamente extraída da cabeça e que seria a causa da loucura (daí vem a expressão "louco de pedra"). Também existiam "tratamentos de choque" que consistiam, por exemplo, em jogar água gelada nos pacientes, ou em simular que seriam arremessados do alto de torres.

À medida que a modernidade foi avançando, as terapias foram ficando mais sofisticadas e incorporaram noções da ciência. No século XVIII o médico vienense Franz Anton Mesmer, criador do mesmerismo, sustentava que a energia do universo poderia ser transmitida a pessoas por meio do magnetismo, à época muito estudado. Para isso, sentava as pessoas (em geral mulheres) em torno de uma grande vasilha com o fluido magnético e no qual estavam mergulhadas as barras de metal transmissoras da "energia". Não raro as pacientes experimentavam crises histéricas convenientemente aliviadas por certas massagens.

Energia cósmica também foi postulada, já no século XX, por Wilhelm Reich, alemão emigrado para os Estados Unidos, psicanalista e radical comunista. Essa energia, o orgônio, seria responsável pela cor do céu, o destino das revoluções políticas e o sucesso do orgasmo. Reich enfiava seus pacientes numa caixa onde recebiam o orgônio. O tratamento foi considerado ilegal e o pobre Reich acabou morrendo numa prisão americana.

* * *

A mais recente terapia do grito primal, de Arthur Janov, não usava tais recursos; precisava unicamente de uma sala à prova de som. Isso porque, como o próprio nome indica, o paciente era convidado a extravasar a angústia neurótica sob a forma de gritos.

Uma variante é a terapia das emoções profundas, na qual o paciente pode, além de gritar, soquear um *punching bag* e usar taco de beisebol para quebrar coisas (como esses objetos não são facilmente encontráveis no Brasil, tenho minhas dúvidas de que o método aqui prospere).

A terapia do grito primal chegou a ter certa popularidade nos Estados Unidos (como a terapia da raiva tóxica, mencionada no filme), mas, quando entrei na internet para saber qual a situação atual, verifiquei que Grito Primal agora é o nome de uma banda. Podemos então concluir que antigas terapias não morrem, transformam-se em *rock*? Não sei. O certo é que, nessa área, a criatividade parece não ter limites. A psicanálise já sofreu várias modificações, e nem mesmo o divã ou o consultório são sagrados: no Rio há uma terapeuta que analisa seus pacientes caminhando com eles pela praia. Talvez isso distraia um pouco a atenção, mas pelo menos associa exercício físico à sessão.

* * *

Pergunta: e funcionam essas coisas? Difícil dizer, porque raramente são testadas com a metodologia científica habitual. Mas neurose é uma situação essencialmente subjetiva e, se a pessoa acredita que com determinado método vai se sentir melhor, é capaz de melhorar mesmo.

Não podemos esquecer o poderoso efeito placebo, pelo qual até pílulas feitas de farinha aliviam sintomas. A vida também é feita de sonhos e ilusões, e é por isso que a indústria cinematográfica tem tanta popularidade. Jack Nicholson que o diga.

ESTA COISA TÃO HUMANA, A ANSIEDADE

Escrevendo sobre o famoso quadro de Paul Klee, *Angelus Novus*, diz Walter Benjamin sobre o anjo ali retratado: "Seus olhos estão arregalados, sua boca, aberta, as asas, estendidas... Do Paraíso, sopra uma ventania que o impele irresistivelmente para o futuro. O que chamamos de progresso é essa tempestade".

Pergunta: de que distúrbio emocional sofre esse anjo? Acho que nenhum psiquiatra hesitaria no diagnóstico: ansiedade. Em primeiro lugar, pela descrição do rosto, em segundo lugar, pelo drama que vive a celestial criatura, violentamente separada daquilo que todos nós consideramos a bem-aventurança máxima, que é o Paraíso.

"Separação" é uma palavra-chave na compreensão da ansiedade. Que surge precocemente na existência humana. Expulso do útero materno durante o parto, o bebê experimenta a mesma sensação que o anjo de Klee ejetado do Éden. E é por isso que a ansiedade surge precocemente em nossa vida.

É por isso que ela é uma acompanhante freqüente da infância. E é por isso que ela se reflete no rosto: a boca aberta, os olhos arregalados, as pupilas dilatadas estão pedindo para receber algo, o leite materno, ou ajuda, ou esperança.

* * *

Mas o que é mesmo ansiedade? A resposta mais simples é: ansiedade é um medo sem causa aparente, da mesma forma como depressão é uma tristeza sem causa aparente. "Aparente" é um adjetivo importante; porque existem, sim, causas para a ansiedade que não aparecem, que estão ocultas nas profundezas do nosso ser. Não são apenas os temores infantis que deixam a criança inquieta, agitada; são aqueles medos inerentes à própria condição humana: o medo da morte, inevitável acompanhante da precariedade da existência.

É uma sensação visceral, e não é de admirar que ela se manifeste no aparelho digestivo: "borboletas" no estômago, por exemplo, ou o excesso de motilidade intestinal (que leva a pessoa a "se borrar" de medo). Ansiedade é um mal-estar para o qual as pessoas procuram incessantemente alívio; comprova-o a quantidade de tranqüilizantes disponível no mercado, sobretudo no mercado americano: um *best-seller* aparecido em 1979 que denunciava o excesso dessas drogas tinha o sugestivo título de *The tranquilizing of America,* A "tranqüilização" da América.

* * *

E será que a ansiedade é mesmo tão ruim? Talvez não. Afinal, é o preço que pagamos por sermos humanos, porque animais, ao que tudo indica, não sofrem desse mal – ele depende fundamentalmente da consciência. Individualidade, autonomia são, por definição, ansiogênicas; se queremos avançar, progredir, temos, como o anjo de Klee, de suportar a ventania que ameaça desfazer nossas frágeis asas. Ou seja: precisamos manejar a ansiedade.

O filósofo Soren Kierkegaard dizia: "Aquele que aprendeu como viver na ansiedade aprendeu a coisa mais importante na vida". A própria vida nos ajuda: temos a companhia e o apoio dos outros, dos familiares, dos amigos, dos terapeutas. É claro que com isso precisamos renunciar, ao menos em parte, à nossa individualidade (como bem o sabem os casados, os pais), mas é do equilíbrio entre indivíduo e coletivo, entre o eu e o outro, que depende nossa estabilidade. Podemos não ser felizes, mas pelo menos atingiremos a tranqüilidade, que é, como disse Freud, a coisa mais próxima à felicidade disponível na condição humana.

CONECTEMO-NOS

Visitando o desativado presídio de Alcatraz, em São Francisco (hoje atração turística), passei por uma das mais impressionantes experiências de minha vida.

O guia levou-nos até a solitária e perguntou se alguém aceitava ficar ali encerrado por 10 minutos. Prontifiquei-me a fazê-lo, e fui de imediato trancafiado. Pois não lembro de 10 minutos mais longos. Ali não entrava luz, nem qualquer som. Além disso, o frio e a umidade embotavam o tato.

Ou seja: havia uma privação sensorial completa. Foi um alívio sair dali. Não admira que a solitária fosse temida, até mesmo por prisioneiros resistentes à brutalidade física.

* * *

Seres humanos necessitam de estímulo sensorial. Aliás, não só seres humanos, como o demonstrou o famoso experimento conduzido pelo pesquisador Harry Harlow. Ele mandou confeccionar armações de arame imitando o corpo de macacas. Numa armação colocou uma mamadeira, a outra foi forrada com pano felpudo e macio. Pois esta era a preferida dos filhotes, que iam até a armação com a mamadeira apenas para saciarem a fome.

Conclusão: os macaquinhos precisam de um reconfortante contato físico. Os humanos também. René Spitz, também pesquisador, mostrou os efeitos danosos da falta de contato físico para crianças pequenas; na verdade, disse Spitz, o que temos aí é uma privação afetiva. A carência de estímulos ou de relacionamento pode ser comparada à fome de comida. Ambas são situações de ameaça à sobrevivência.

* * *

Quando os pais brincam com a criança estão, portanto, atendendo a uma necessidade básica do ser humano. Essa necessidade pode se resumir numa palavra: conexão. Palavra importante. Nosso cérebro funciona tanto melhor quanto mais numerosas forem as conexões entre os neurônios, as células do sistema nervoso. E, como pessoas, funcionaremos tanto melhor quanto mais intensas e significativas forem nossas conexões com outras pessoas. Um dos aspectos mais trágicos da pobreza é que ela também envolve a falta de estímulo emocional e intelectual. Isso pode levar inclusive ao retardo do desenvolvimento mental.

Daí a importância de estimular a criança. Física, psicológica, afetivamente. E a criança aprende a responder a esses estímulos. Aprende a gratificar os pais com um sorriso. Um pai ou uma mãe brincando com o bebê é a cena mais comovedora que se pode imaginar. Porque essas brincadeiras, tão simples, tão elementares, correspondem a necessidades muito profundas da natureza humana. Conectemo-nos. Não é um mandamento divino, mas bem poderia sê-lo.

OS USOS DO ESQUECIMENTO

Se há coisa que as pessoas temem é a perda de memória. Esquecer nomes, rostos, números de telefone é uma ameaça que vai crescendo exponencialmente com a idade até se transformar em pânico. O que gerou uma verdadeira indústria da memória. O Renascimento especializou-se em técnicas mnemônicas. Uma delas era o "teatro da memória", esta concebida como uma espécie de anfiteatro: em cada fileira eram acomodadas idéias ou recordações devidamente agrupadas. Depois, surgiram as substâncias químicas. Quando se descobriu que o fósforo tem certo papel no metabolismo cerebral, produtos à base de fosfato invadiram o mercado. Mas tratava-se de um uso empírico: até recentemente o cérebro era um território misterioso. Para estudá-lo, era preciso encontrar casos de lesões em áreas circunscritas e ver que tipo de problema resultava de tais lesões. Hoje, com o enorme progresso na área de radioimagem, essa tarefa ficou consideravelmente mais simples. Estamos vivendo uma verdadeira era do cérebro. E com isso surgiu uma nova mnemônica, cujo princípio básico é exercitar a função da memória. Exercitar não no sentido que se exercita o músculo. No caso do cérebro, a idéia é estimular a formação de conexões entre células nervosas. Para isso, é preciso romper com a rotina; é preciso pensar em coisas diferentes. É preciso flexibilização, uma palavra que apavora os assalariados, mas, no caso da memória, funciona.

* * *

Mas será que esquecer é mesmo tão ruim? Será que não existe um uso no esquecimento? Freud sustenta que sim. Esquecemos, dizia ele, as coisas que nos traumatizam, que nos afligem. Mas, quando esquecemos, essas coisas não estão perdidas. Assim como existe a "lixeira" no computador, o lugar para onde vão os textos deletados, temos, em nossa mente, um compartimento chamado inconsciente, de onde memórias podem, eventualmente, ser recuperadas. Mas só serão recuperadas mediante entendimento, esclarecimento; caso contrário, permanecerão como causa de conflito.

A verdade é que não podemos lembrar tudo, e o esquecimento é uma proteção contra a sobrecarga. Também é verdade que não precisamos lembrar tudo: existem agendas, existem cadernetas, existem gravadores, fotos, vídeos. A aflição que uma pessoa sente por esquecer é, não raro, um prejuízo maior do que o próprio esquecimento. É muito melhor dizer algo como "desculpe, esqueci seu nome", do que ficar suando frio e escavando em vão a memória. Isso sem falar nas situações em que pessoas – mas são pessoas especiais – optam abertamente pelo olvido. "Nunca esqueço um rosto – mas, no seu caso, abrirei uma exceção." Essa frase, um primor de franqueza, foi dita por alguém a uma pessoa muito chata. Infelizmente, esqueci quem foi esse alguém.

A ARTE DA MEMÓRIA

Cientistas que estudam a memória são pessoas especiais: unem o rigor do método à sensibilidade do artista. Temos dois grandes exemplos, os dois escrevendo em nosso idioma: o nosso Ivan Izquierdo, o pesquisador brasileiro com mais trabalhos em publicações internacionais na sua área de atuação; e o português António Damásio, autor de *O erro de Descartes* (Companhia das Letras, 2000).

Por que é preciso ser especial para estudar a memória? Por causa daquele velho dito: recordar é viver. Mais do que qualquer outra espécie, o ser humano depende de sua memória. É ela que dá coerência e sentido à existência, e não apenas à existência individual: o que é a história, senão a soma de muitas memórias?

***

Memória é o ponto de partida para uma das obras-primas da literatura mundial, *Em busca do tempo perdido*, de Marcel Proust (no Brasil, magnificamente traduzida por Mário Quintana). O título já é uma glória, e nos faz perguntar: como é que a gente vai em busca do passado, do tempo que já não é nosso, do tempo que perdemos? Proust nos dá uma célebre e poética resposta. Num dia de inverno o narrador entra em casa e a mãe, vendo que está com frio, oferece-lhe chá acompanhado de uns bolinhos conhecidos como madeleines. Maquinalmente, ele leva aos lábios uma colherada do chá no qual deixara desmanchar-se um pedaço da *madeleine*. E então, "un plaisir délicieux m'avait envahi", um prazer delicioso me invadiu, um prazer que joga para um segundo plano as vicissitudes da vida, seus desastres inofensivos, sua brevidade ilusória; é uma sensação que lhe lembra o amor, capaz de enchê-lo de "uma essência preciosa". A *madeleine* (não por acaso fornecida pela mãe – Proust era um edipiano típico) mobiliza emoções, recordações. Ou seja: uma associação.

* * *

E este é o segredo da memória: associar. Lembrar fatos isolados, lembrar nomes, lembrar números, pode ser difícil. Mas a associação facilita tudo. Lembramos o nome de alguém porque é o mesmo nome de nosso pai. Lembramos o aniversário de um vizinho porque ocorre dois dias antes do nosso, e assim por diante.

É assim, aliás, que funciona o cérebro: por conexões. Para funcionar, os neurônios precisam conectar-se uns aos outros. Há uma propaganda que mostra uns cavalheiros muito felizes, fantasiados de neurônios; é muito engraçado, mas eles não fazem a única coisa que deveriam fazer, dar-se as mãos. "Only connect!", ordena o romancista inglês E. M. Foster. Tudo que temos a fazer é conectar, rejeitar a vida em fragmentos. Todos os exercícios de memória nos ensinam a fazer exatamente isso, a conectar partes de nosso cérebro, de modo que sejam exercitadas. Manter a memória é manter nossas emoções. Isso é o que nos ensina Proust. Isso é o que nos ensinam Ivan Izquierdo e António Damásio.

PRESERVANDO A MEMÓRIA

Muitos nomes da história da medicina serão esquecidos, mas não o de Alois Alzheimer. Alzheimer, que era psiquiatra e patologista, especialista em estudos do cérebro, descreveu, em 1907, a doença que hoje leva seu nome, e é tão conhecida (na internet há mais de 2,5 milhões de referências a seu respeito) como temida. Alzheimer não é apenas uma denominação, é uma ameaça, que se torna mais presente à medida que um maior número de pessoas chega a idades avançadas. Das manifestações de Alzheimer existe uma que é precoce e particularmente temida: o esquecimento. Basta que a pessoa idosa não consiga recordar um nome, um endereço, um número de telefone para que imediatamente se pergunte: será que tenho Alzheimer?

* * *

No folclore médico há uma forma clássica de responder a essa indagação: se você esqueceu onde está a chave do carro, não se trata necessariamente de Alzheimer; Alzheimer é quando você encontra a tal chave e não lembra para que serve.

Nem todo esquecimento é Alzheimer. Esquecer é normal, e o computador, que tanto nos ajuda, fornece um bom modelo para isso: mesmo os mais sofisticados têm uma capacidade limitada de armazenamento de informações. Mais que isso: diferentemente do computador, a nossa memória é condicionada por outros fatores, os emocionais, por exemplo. Como demonstra a psicanálise, esquecemos aquilo que é desagradável, que, no fundo, não queremos lembrar. Aliás, nem sempre é mau esquecer.

Funes, o Memorioso, personagem de Borges, sofria exatamente porque não conseguia olvidar, porque tinha a cabeça cheia de lembranças. O olvido, misericordioso olvido, pode ser condição de sobrevivência. Não podemos, e não devemos, ficar remoendo todas as ofensas que recebemos. Esquecer, nesse caso, é uma prova de grandeza, é a precondição para o perdão. Esquecendo, tornamo-nos pessoas melhores.

* * *

Mesmo patológico, o esquecimento nem sempre é sinônimo de Alzheimer. Um exemplo é o distúrbio cognitivo leve (*mild cognitive impairment*) que hoje está sendo muito estudado: transtorno, sim, mas sem a gravidade do Alzheimer.

Isso não quer dizer que tenhamos de aceitar a perda da memória. Que pode ser exercitada. E aqui vem outra semelhança, e outra diferença, entre cérebro e computador. Como no computador, a memória humana pode ser expandida, mas de forma diferente, pelo aumento das conexões entre os neurônios, as pequeninas células cinzentas de que falava o inteligentíssimo detetive Hercule Poirot, criado por Agatha Christie. E como se faz isso? Por exercício. Tudo que é desafio para o conhecimento e para a inteligência, desde palavras cruzadas até a leitura de um livro, estimula a formação de conexões neuronais. Mais que isso, no caso específico de Alzheimer, muitas drogas capazes de deter o avanço da doença estão sendo estudadas.

* * *

Não dá para esquecer que existe a doença de Alzheimer. Mas também não dá para esquecer que o ser humano já superou problemas muito maiores. Podemos confiar no avanço da ciência. E devemos confiar em nossos próprios recursos.

A QUEDA COMO LIÇÃO

Viver, dizia o escritor e médico Guimarães Rosa, é muito perigoso. Essa frase é particularmente verdadeira na velhice, aquela fase em que o cotidiano envolve riscos inesperados, em que a própria vida se revela uma armadilha. Acidentes ocorrem, e entre estes as quedas ocupam lugar importante: causam 25% dos traumatismos que levam pessoas às emergências dos hospitais, e, nos Estados Unidos, são responsáveis a cada ano por 10 mil mortes de idosos. A queda freqüentemente acarreta uma longa permanência no hospital e pode ser seguida de complicações, a mais temida das quais é a pneumonia.

* * *

A queda é um evento desafortunado, tanto por suas conseqüências físicas quanto por seu significado simbólico. Afinal, a estação bípede é uma das grandes características da espécie; estar de pé significa dar testemunho, às vezes orgulhoso, de nossa condição humana. Condição esta que temporariamente perdemos quando caímos de nosso pedestal (precário: a superfície coberta pela sola dos pés nunca é uma área proporcional a nosso tamanho).

Desabamos, como aquela estátua de Saddam Hussein na cena que assinalou a vitória da coalizão no Iraque. Sentimo-nos humilhados e também culpados; o episódio bíblico que se refere ao pecado original é conhecido por essa expressão, a Queda. E, no chão, reduzidos a um plano inferior, muitas vezes ficamos desamparados, dependendo de alguém que nos estenda uma mão amiga.

* * *

Mas quedas, na velhice, não são inevitáveis. Para evitá-las é preciso atentar a dois tipos de fatores: aqueles relacionados à pessoa e aqueles relacionados ao ambiente em que ela está. São mais suscetíveis a cair pessoas que usam bengala ou andador, que têm deficiência visual, ou doença neurológica, ou problema ortopédico; pessoas que fazem uso de certos medicamentos, como tranqüilizantes ou anti-hipertensivos (sem falar no álcool, sempre perigoso).

Na casa, é preciso atentar a tapetes que deslizam, banquetas e outros móveis baixos, fios e objetos no chão, assoalho excessivamente encerado. Corrimão é uma coisa ótima, bem como suportes ao lado do vaso, no banheiro (levantar do vaso é um momento de risco, porque pode haver queda de tensão arterial, falta de sangue no cérebro e tontura). Exercício físico moderado é fundamental porque aumenta a força muscular e a capacidade de coordenação motora.

O propósito de evitar as quedas faz que se pense na maneira como a pessoa está vivendo. E isso, em qualquer circunstância, é ótimo. Significa que estamos usando a inteligência, o cérebro. Cérebro esse que se desenvolveu quando o ser humano passou à posição bípede. O que também não deixa de ser significativo.